No Rice
No Life

ごはんの力

ヒト遺伝子をオンにするつぶつぶ遺伝子

暮らしの冒険家／雑穀料理家
つぶつぶグランマ　ゆみこ

KKロングセラーズ

はじめに

ごはんへの誤解を解きたい

「ごはんには栄養がない」

「ごはんを食べると太る」

これが、わたしが持っていた先入観です。

カロリー計算にはまって、ごはんを抜いてケーキを食べたりしていました。


そんなわたしが、あるきっかけで三〇歳のときに、絶滅危惧種となっていた「雑穀」と出会いました。ごはんにこんなに種類があったことに驚き「こんなにおいしい食べ物、それも先祖が代々主食として食べてきた雑穀が消えてしまったのはなぜ?」と、わたしの食の探求がはじまりました。

日本各地の食の歴史、世界の先住民の食生活を調べ、食べ物と体に関する本や資料を読みあさりました。そして、「人は精白しすぎない穀物が年に六〇kgあれば、生きていくことができる」という衝撃的な説に出会ったのです。

「ほんとうだったら、ものすごくシンプルに自由に生きられそう」というワクワクした気持ちと「ごはんだけの単調な食生活で、おいしいものが大好きで食いしん坊のわたしが満足できるはずがない」というブルーな気持ちが、同時に襲ってきました。

「とにかく、真相を知りたい」という思いで、ごはんを食べ続けながら、日本固有の食の知恵と技を古代からひもとき、最先端の生理学、量子物理学、細胞生物学、波動医学、遺伝学、東洋思想、マクロビオティック等々を暮らし手の視点からつなげていきました。

そして、ごはんの素晴らしい力、ごはんと人間の素晴らしい関係を知ることができたのです。

ごはんへの誤解を解くことで、毎日の食事を、心の底からすがすがしい気持ちで楽しむことができるようになりました。

キッチンがシンプルになり、料理が大好きになりました。

楽ちん出産と楽ちん子育てが可能になりました。

三〇年以上病気知らず、「年々若返るね」といわれるしなやかでタフな体も手に入りました。現在六〇歳ですが、三〇代後半に見られます。視力も一・五で老眼もありません。

どんどん創造力が湧いて、楽しくごはんを食べるための創作レシピが山のように生まれました。

料理を創作して伝える、それまで想像すらしなかった仕事をしています。
そして、料理を通して、生命の原点に気づくことができました。

今では、「わたしといういのちのしくみ」と「わたしを取り巻く世界のしくみ」を生命視点から伝えることも、ワクワク心はずむ仕事になりました。

ぜひ、みなさんにもごはんと仲良くなって欲しいなあという思いがあふれて、わたしが発見したごはんの魅力をまとめたのがこの本です。

読者のみなさんの、心と体の健康の一助になればうれしいです。

つぶつぶグランマ　ゆみこ

第1章 ごはんを知る

第2章　ごはんの栄養

第3章 私がギリシヤで受取ったメッセージと雑穀との衝撃的な出会い

第4章 ごはんの仲間たち

第5章 ごはんと健康

第6章 簡単、おいしいごはんクッキング

プロローグ——光の食

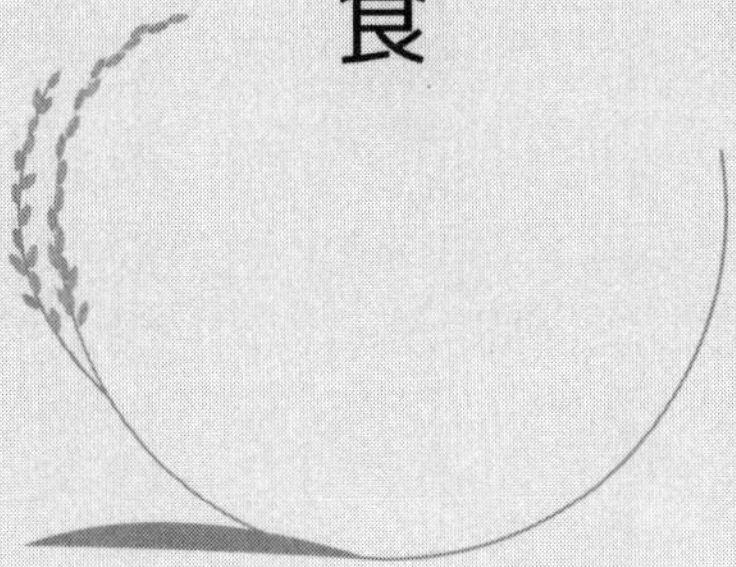

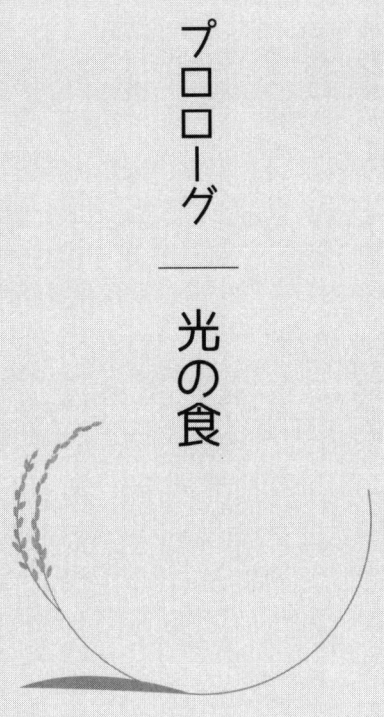

わたしが、それまでの先入観を超えて「ごはんのほんとうの力」を知るプロセスは、同時に食べることの意味を知ることであり、生命のことを知ることでした。

食べることは、健康な生命維持にとって欠かすことのできないものです。ごはんについて考える前に、ごはんを食べるわたしの体のことをきちんと知りたいと思い、調べはじめました。

物理学や生命科学の進歩で、体のとらえ方もそれまでの常識を一新するものになっています。

その一つは、体は光からできているという見方です。量子論では、この世界の存在はすべて素粒子の原点である光（光子）からできていることを解明しています。

二つ目は、良い遺伝子のスイッチをオンにする食べものと、オフにしてしまったり遺伝子を傷つける食べものがあるということです。

三つ目は、すべての存在は固有の周波数を発しているということです。食べるものやライフスタイルが脳波のパターンを生み、脳波パターンが身体の健康や人生の質に影響を与えるのです。

脳波のパターンは四段階に分かれます。

ベータ波　三〇～一四Hz（ヘルツ）……通常の脳波、現実活動時
一五歳以上
物質や肉体に意識の焦点

アルファ波　八～一三Hz……目を閉じてリラックス、覚醒、安静
八歳から一三、一四歳まで
思いやりと共存

シータ波　七～四Hz……とろとろに眠いとき、瞑想

四歳から七歳まで
直感力と知力と奉仕の心

デルタ波三〜〇・五Hz……………ぐっすり睡眠時
〇歳から三歳まで
愛と光と歓喜に満たされる

栄養学は、物的な面だけで体をとらえていた時代に生まれたものです。量子論の登場によってニュートン力学を超える研究が進められているように、体を光の結晶ととらえ、人間を精神的存在ととらえる時代にふさわしい、新しい食のとらえ方が必要です。

優良なヒト遺伝子をオンにし、愛あふれる穏やかな体と心をつくる脳波パターンであるアルファ波やシータ波基調の脳波を生む食べものが、じつは、日本人が親から子へと食べつないできた「ごはん」だったのです。

理科で習ったのを覚えていますか。ごはんの主成分であるデンプンは光合成によって光と水と二酸化炭素から生み出されます。まさに光の結晶です。

人間の体の周波数とマッチする光の結晶である穀物の乳白色には、光にすべての色が含まれるように、すべての光のエネルギーが含まれています。地上に存在するおいしさのエッセンスのすべてもその中に含まれています。

ごはんを食べると、深いおいしさを感じ、幸せな気持ちになる訳がわかり、スッキリした気持ちになりました。

実際、栄養バランスという面でも、ごはんの中にこそ人間を養う栄養のほとんどすべてが、人間の生命のしくみにぴったりのバランスで含まれています。

だから、日本人は心からの感謝と信頼の気持ちで、光の食であるごはんを主食として、光の体を養ってきたのです。

第1章 ごはんを知る

1 ごはんの意味

1 食事
2 炊いた穀物

日本語では、炊いた穀物のことを「ごはん」と呼び、食事をすることも「ごはん」と呼びます。

「炊いた穀物を食べること」イコール「食事」

これが日本の食の原点、それで健康に生きてきた長い歴史があります。

2 イネ（稲）はいのちの根源

日本には言霊《ことだま》という文化があり、古代人は言葉の一音、一音に魂が宿っていると感じていました。

カタカムナという日本の古代文献の解読書には、古代の日本人は言葉の音一つ一つに宿る宇宙のエネルギーを言霊として感じる力を持っていたとあります。

言霊では、イネという言葉は、息、勢い、意志などに見られるように、生命エネルギー（いのち）を表す言霊「イ」と、根っこや物事の根源を表す言霊「ネ」を組み合わせた名前です。

古代人にとってイネの意味は「いのちの根源」だったのです。日本人は穀物を「イネ・いのちの根源」と呼んで種を播《ま》き、苗を植え、育て、収穫し、食卓に乗せて生きてきたのです。なんて感動的な事実でしょう！

3 イネ、アワ、コメは穀物の総称

昔は、どの穀物も稔《みの》った姿をイネ、籾《もみ》付の粒をアワ、籾を取ったらコメと呼んでいました。今は、それが、イネは米の、アワは粟の、コメは米粒の呼称に変遷しています。

『草木六部耕種法』（佐藤信淵　一八七四）には「古くは稲、粱、粟、黍《きび》などすべてもみぬかをとらないものを粟《あわ》と称した」と記されています。

中国では米のことを大米（ターミー）、アワを小米（シャオミー）、キビを黄米（ホアンミー）、トウモロコシを玉米（ユーミー）と呼びます。

どれもごはんの仲間です。

4 お米屋さんのマークは「ネ」という古代文字？

お米屋さんの軒先に書かれているマークに気がついていますか。縦横十文字に四つの小さい丸が書かれています。

ずっと、米という文字をシンボル化したものと思っていましたが、これは、日本のカタカナ文字の元祖ではないかともいわれているカタカムナ古代文字の「ネ」とそっくりです。

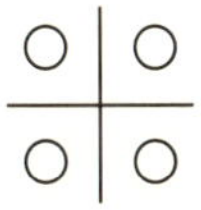

中国には、古代、八鏡文字と呼ばれたこれらの文字が日本から渡ってきて漢字ができたという逸話もあるそうです。

5 五穀豊穣《ごこくほうじょう》を祈る収穫祭

五穀は、米、麦、雑穀、豆など主要な種子作物の総称です。

五穀豊穣の意味は穀物が豊かに実ること、ごはんが食事の日本では収穫の秋には村人総出で五穀豊穣に感謝し、祈る収穫祭が各地で行われてきました。

正月の五穀豊穣祈願の儀式からはじまって、四季折々にごはんへの感謝と祈りを捧げる祭が暮らしの柱としてありました。

6 国一番の行事だった新嘗祭《にいなめさい》

宮中で一一月二三日に行われる新嘗祭は収穫祭に当たる重要な行事です。天皇がその年に収穫された五穀の新穀を天地の神に供え、一年間の食物の蓄えに感謝し、自らも食す儀式です。

新嘗祭のために各都道府県では、県内の回り持ちで献上粟《あわ》の栽培がされ、天皇自らが湯殿で身を清め、天の羽衣にくるまっての伝統儀式は長時間にわたって作法通りに今も続いています。

昭和二三年に「勤労感謝の日」と名前が改められてから、日本人にとって一番重要な祭の日が意識から消え、五穀への感謝の気持ちも薄れていきました。

7 新嘗祭の食

日本人にとっての新年の祭が新嘗祭だという説もあり、宮中だけでなく全国の神社でも執り行われ、それまでは誰も新米を食べない習慣だったようです。新嘗祭では米のごはんと粟のごはん、そして五穀のお粥、そして新米で醸した酒が供えられた記録があります。

8 神棚へのお供え

神社で祈祷してもらうときのお供えの基本は、五穀と塩と水と火です。

明治生まれのわたしの祖母は、農家を切り盛りしながら毎朝、神棚に炊いたごはんと水を備えていました。

そのお下がりを食べると丈夫になると、よく食べさせてくれました。

9 人間には実のなる草を、動物には青草を

「見よ。わたしは、全地の上にあって、種を持つすべての草と、種を持って実を結ぶすべての木をあなたがたに与えた。それがあなたがたの食物となる。また、地のすべての獣、空のすべての鳥、地を這うすべてのもので、いのちの息のあるもののために、食物として、すべての緑の草を与える」

旧約聖書の創世記に書かれている神さまの言葉です。ごはんがずっと人間の食事だった事実があったからこその記述です。西洋は肉食の国と思っていたので、この文を読んだときは驚きました。

10 ごはんは光の結晶

光合成という言葉を知っていますか。緑色植物が光と二酸化炭素と水から、酸素を放出しながらデンプンと呼ばれる糖質を作る作用が光合成です。

デンプンが主成分のごはんは、お日さまのエネルギーがたっぷり詰まった光の結晶なのです。お茶碗の中をのぞいてみてください。ごはんはキラキラ輝いています。

11 乳白色のごはんは虹の食べもの

光はプリズムを通すと虹の七色に変わります。無色透明な光の中には世界を映し出すすべての色が含まれています。

白はすべての光を持った色です。光の結晶であるごはんのデンプンの乳白色には、光と同じすべての色が含まれています。色のついた古代米や雑穀でも中はみんな乳白色です。

ごはんに生命を活かすために必要な成分がすべて含まれているのは、ごはんが光の結晶、つまり虹の食べものだからなのです。

12 ごはんのおいしさの秘密

ごはんを食べると、口の中では、噛んでいるうちに穀物の主成分であるデンプンが、唾液に含まれるでんぷん消化酵素によってブドウ糖に変化して、ジワジワと甘くなっていきます。

変化の途中の多様な甘さと、ブドウ糖になった強い甘さが混じった動的な深いおいしさこそが、ごはんを食べるだいご味です。

ごはんのかたまりのおにぎりやおせんべいが、淡い塩味しかついていないのに、おいしい秘密です。

13 主食

主食という言葉があります。

主食というのは、一番多く食べるメインの食べ物という意味です。それなのに、西洋型の現代の食事はごはんよりもおかずをたくさん食べることを勧めています。

それが、心と体の不調和の大きな原因になっています。

14 一俵の穀物は一人分の年間必須食料

「ヒトは、一年間に六〇kgの精白しすぎない穀物で、すこやかに生きていける」というのは衝撃の事実でした。

そして、調べてみたら六〇kgはなんと俵一つの穀物の量でした。米俵一俵が一人分のいのちを支えるのです。

「イネのワラで作った土に帰るエコな容器に、一人分のいのちを養う量の穀物を詰めて蔵に積む」なんて素晴らしい知恵と思いませんか。

15 いのちの銀行は米倉と味噌蔵

日本人のいのちを支えてきたのは米と味噌です。長く、農家では米倉と味噌蔵こそがいのちを預ける銀行でした。それも価値の変動しない銀行です。

わたしが山形県の雪深い里に引っ越したときに、地域の農家のお年寄りが、「米と味噌さえあれば何とでも生きていける」と常々親からいわれていたと話してくれました。

米倉は籾米の貯蔵庫であると同時に、作物全般の種の貯蔵庫の役割を果たしていました。籾米も翌年の食料を生み出す大切な種です。

味噌蔵は、味噌を寝かせたり漬物を貯蔵したり、塩と微生物の貯蔵庫の役を果たしていました。

16 ごはんには生命創造の力が宿っている

穀物は、次の世代を産む種です。乾燥したあとも穀物の一粒の中には、条件さえ整えばいつでも芽を出す生命創造の力が眠っています。それも、数千倍、万倍の自分の分身を産み出すほどの力です。

お茶碗の中には二千から三千粒のごはん粒がぎっしりつまっています。お茶碗一杯のごはんになる穀物を食べずに畑に下ろせば秋には、大人一人一年分を上回る量の穀物を生みます。

わたしたちは、毎日二万粒もの光の結晶、生命創造のもとを食べて輝いて生きる生命体です。

17 ごはんのニュートラルなエネルギーバランス

ごはんを形成しているのは光の結晶ですが、光の実態は光子という素粒子です。素粒子は右回りか左回りのエネルギーの渦だというのが最新の量子論の見解です。

そして、陰陽論という東洋思想では、そのエネルギーは大きく分けて、緊張と熱をもたらす陽のエネルギーと、リラックスと冷をもたらす陰のエネルギー、そしてそのバランスのとれた中性のエネルギーがあると説きます。

ごはんは、中性のエネルギーを持っているので、たくさん毎日食べても体調を陰にも陽にも大きく傾けることはないのです。

ごはんはどこから見ても主食として適していることがわかります。

18 ごはんはゴミゼロのクリーンエネルギー源

ごはんの主要成分であるデンプンは炭素と水素と酸素の化合物です。

ごはんを食べると、デンプンが消化されてブドウ糖になって吸収され、呼吸で得た酸素によって燃焼してエネルギーをつくります。

燃焼後は二酸化炭素と水になって排泄されます。

C 炭素 と H 水素 と O 酸素 の化合物 ＋ O_2 酸素

＝ CO_2 二酸化炭素 ＋ H_2O 水

酸素と必須ビタミン、ミネラルなどの微量栄養素がしっかり供給されれば、完全燃焼して一切の煤《すす》もゴミも出さないクリーンエネルギーです。

19 栽培の過程の穀物の素晴らしい働き

村上和雄博士の著書『スイッチ・オンの生き方』からの引用です。

「稲は苗植期から収穫の秋までの半年間、人間や動・植物から吐き出された炭酸ガスを吸収し、酸素を放出する。水田から放出される酸素の量は年に二〇〇億立方メートル。（六兆円相当の酸素ボンベ）」

「水田は雨水を保水（ダムで蓄えようとしたら二兆円を要する）し、その風景は、緑を供給し、安らぎを与え、心を癒す」

「日本人の身体・精神・魂には、すみずみまでイネやコメからもらった生命が受け継がれている」

わたしは、さらに穀物が持っている生命力の波動が、場そのものを癒すのではないかと感じています。

20 ごはんの至福ホルモンと肉の闘争ホルモン

ごはんと味噌汁には適量のリンが含まれています。天然のリンは、骨の形成などに欠かせないミネラルで、穀物のうま味の大きな要素になっています。リンにはエンドルフィンという至福感覚をもたらす脳内麻薬物質を適度に発生させる効果があります。これが、ごはんを食べるごとに幸せな気分になる秘密です。

ところが、肉には多量のリンが含まれ、過剰なエンドルフィンや闘争ホルモンのドーパミンを作り出します。その結果、過剰な興奮や闘争心がもたらされます。またその刺激を求めてまた食べずにはいられない中毒性があります。

ごはんをおいしいと感じる味覚も破壊されてしまいます。

21 ごはんには危険なカビが生えない

ごはんや餅に生えるカビは、ちょっと削ってカビ臭い匂いがしても食べられます。そして、決して中毒することがありません。

マクロビオティックの創始者の故桜沢如一氏は、玄米おにぎり三〇個を持ってシベリア鉄道を経由してパリに渡り、カビの生えたおにぎりで生きのびたことが著書に書かれています。

22 お米は貨幣だった

貨幣経済以前の貴族や武士の主収入は、民から納められる米などの農産物でした。加賀百万石は百万人を養う米がとれる肥沃な国という意味です。一石は二俵半、一五〇kgの米のこと。

江戸時代には武士の報酬は俸禄といって、米の量で表されていました。一人扶持は一人を養う俸禄という意味、一日五合換算で年に五俵（三〇〇kg）ほど、これで、換金して生活に必要なものをすべてまかなうのです。一俵の玄米は一両と換算されていました。

今も、食うために働くといいますが、お金は実はお米のかわりなのですね。

23 ごはんは究極のダイエット食

ごはんに含まれる糖質は、レジスタントスターチと呼ばれる非常に消化されにくいデンプンです。

ごはんがお腹の中に入ると、水分を含んで膨れるので、消化酵素の作用を受けにくくなり、過剰な糖の吸収を調節してくれます。

その上満腹感もあり腹持ちが良いので、ごはんたっぷりの食事をしていると間食欲求は起きません。

自然にケーキやチョコレートを欲しない体になります。

24 ごはんは最高の離乳食

赤ちゃんは生後六カ月までは脂肪の消化酵素が少ないので、脂肪を最初に与えると下痢を起こしやすくなります。また、タンパク質を与えるとアレルギーの原因になりやすいので、赤ちゃんの離乳食はごはんが最適なのです。

世界的にも、ごはんが小麦と比べて病気を起こしにくいことが知られています。

25 お米の祖先は赤米

南方の作物である米が日本に伝わってきたのは三〇〇〇年前頃の縄文時代、福建省からもたらされた赤米だという説があります。

ブータンやヒマラヤを旅したときのごはんは赤米でした。トレッキングの途中で、ござに広げた赤米を干していた茶店のおばあちゃんが炊いてくれた赤米ごはんは最高でした。

日本の野性米のほとんどは赤米で、米の祖先は赤米だともいわれています。日本各地に赤米の里が残っています。

米が伝わる前の日本人にとってのごはんは、今では雑穀と呼ばれているヒエ、アワ、キビなどの雑穀でした。

26 米が日本中に行き渡ったのは昭和五〇年から

日本人全員が日常的に米を食べられるようになったのは昭和五〇年代になってからです。明治のはじめの統計では二五万ヘクタールのアワが生産されていたという記録があります。

岩手県の山間部を訪れたときに、土地の方が、昭和四〇年代後半まで雑穀ばかり食べていたと話してくれました。

北海道の二風谷で故萱野茂さんのお話を聞いたとき、「ここで米が食べられるようになったのは昭和三〇年代になってから、普及したのはもっと後だった」こと、「雑穀の栽培は草取りがたいへんだったけど、おいしかった」ことなど話してくれました。

27 アワの意味は調和、宇宙、生命力、女性性

「ア」は世界のはじまりや天を表す初発の言霊《ことだま》です。「ワ」はすべての存在のつながりと調和を表し、地を表す言霊です。穀物の粒を表す「アワ」の言霊は、天地宇宙、そしてその調和、生命を支える女性性のことです。

穀物の粒の総称が「アワ」だったということは、古代の人びとは、穀物の粒に宇宙の生命力が宿っていること、穀物を食べることで心身の調和が得られること、穀物がお母さんのおっぱいだったことを知っていたのですね。

おっぱいの出を良くする、貧血を防いで、女性の子宮まわりの血の巡りを良くする力があるアワにその名が残ったのもうなずけます。

28 イネの遺伝子数は三万二千個

村上和雄博士によると、ヒトの遺伝子数は二万二千個なのに、イネの遺伝子は三万二千個で、一万個も多いそうです。

遺伝子はタンパク質合成の設計図ということなので、ごはん一粒一粒にタンパク質が豊富に含まれていること、それも人間の体で作れないタンパク質が含まれていることと関係あるのではないかと直感しています。

29 ヒト遺伝子をオンにするつぶつぶごはんの力

環境による影響、食生活、ストレスなどの感情が遺伝子の基本設計図に変異を加えることなく働きを変えることができる、という新しい遺伝学と分子生物学が生まれています。

この中で自分の意志ですぐに変えることができるのが食生活です。

チンパンジーとヒトの遺伝子の差は三・九％しかないそうです。

これは、長くごはんを食べてきた上での直感ですが、ごはんには、ヒト特有の遺伝子のスイッチをオンにする働きがあるのではないかと思っています

30「ごはんでは糖尿病にならない」ニール・バーナード医師

糖尿病の予防や治療のためにごはんを減らすようにという指導や、情報が広まっていますが、それは大きな誤解です。ワシントンD.C.で活動するガンプロジェクトの創設者で薬を使わずに食事で病気を治すプログラムを提唱しているニール・バーナード医師は、ドキュメンタリー映画「フォークス・オーバー・ナイブズ―いのちを救う食革命―」のインタビューで次のように、最新の研究データについて話しています。

「糖尿病は糖が原因だ。だから糖分を控えるべきだ」と考えられてきた。ところが中国や日本、タイやカンボジアなどは、高糖質・低脂肪の食生活だ。それなのに糖尿病の発症率が低い。

２型糖尿病は成人に多い。インスリンはホルモンの一種で、血液から糖を抽出して筋肉に送る働きをする。これが力の源だ。そこに異常が現れる。アメリカ合衆国では二〇〇三年から、政府の援助で動物性食品を断つ菜食主義の試験をはじめた。米や麺類などの糖質は制限しなかったが、従来の食事制限法をしのぐ成果を上げたよ。肥満や血糖値、コレステロール値が改善。意外にも患者のストレスも少なかった。カロリー計算が不要で、量は自由だったからね。

１型糖尿病は小児発症型で、インスリンが分泌されない。１型の患者も菜食主義を実践することで合併症の予防が可能だ。最近では、乳製品は１型糖尿病を誘発するともいわれている。牛乳に含まれるタンパク質を体は異物として認識し、抗体を生成するんだ。それがインスリンを作る細胞も壊してしまう。

第2章 ごはんの栄養

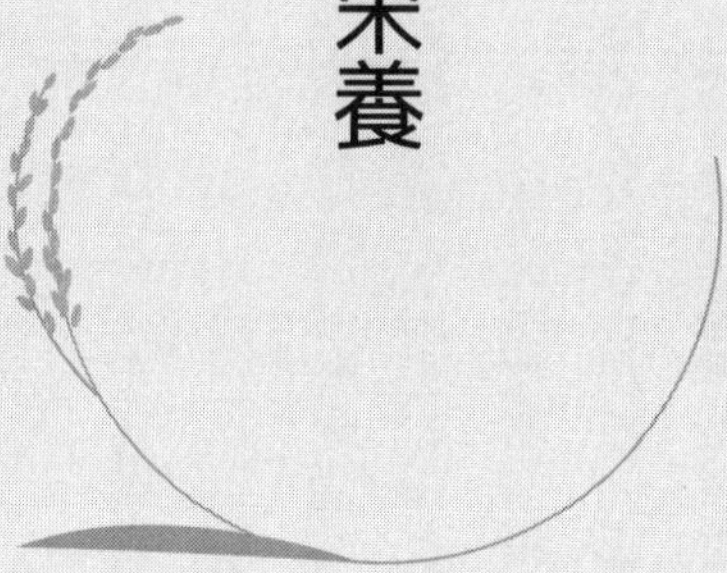

1 パーフェクトなごはんの栄養バランス

たっぷりのエネルギーとともに、体に必要な各種栄養素をバランス良く含む食べもの、それがごはんです。

赤ちゃんがおっぱいを飲んでいればすくすくと育つように、人間はごはんをたっぷり食べることで生きるために必要な栄養のほとんどを得られます。

主成分は、脳や体のエネルギーになる炭水化物（糖質）ですが、その他に、筋肉や血液など、体を作るたんぱく質も含まれています。

ごはんに含まれる植物性たんぱく質は、非常に栄養価が高く、さらに、亜鉛などのミネラル類やビタミン類、抗酸化成分、食物繊維も絶妙のバランスで含まれています。

2 みんな知らない一膳のごはんの栄養価！

茶碗一杯のごはんの中のデンプン以外の栄養を、私達の身近な食品に置き換えてみると、タンパク質は牛乳コップ半分に匹敵する量、プチトマト三個分のカルシウム、トウモロコシ三分の一本分の鉄、さやえんどう一二枚分のビタミンB、そしてレタス一枚半にあたる食物繊維が含まれています。

最近不足が問題視されているマグネシウムや亜鉛といったミネラルも、それぞれ焼きのり二枚、亜鉛ならアーモンド二〇粒分あります。

体内の細胞や血管の若さを保つ「老化防止ビタミン」であるビタミンEは発芽する食品に多く、ごはんにもゴマ小さじ八杯分に匹敵する量が含まれています。

3 穀物の主成分はデンプンという糖質(炭水化物)

ごはんの主成分は、炭素と水素と酸素の化合物であるデンプンと食物繊維です。以前は炭水化物、今は糖質と呼ばれる栄養素です。

$(C_6H_{20}O_5)n$

ごはんに含まれる糖質にはとても重要な働きがあります。デンプンは、体内に吸収されるとブドウ糖という糖に分解され、脳や筋肉などのエネルギー源として利用されます。特に脳はブドウ糖を主たるエネルギー源として機能しています。

4 デンプンと食物繊維はブドウ糖の鎖

ブドウ糖が数千個つながった鎖がデンプンや食物繊維です。デンプンの鎖は消化可能で二種類あります。

ひとつはアミロースでもう一つがごはんの粘りのもとであるアミノペクチンです。もち米は一〇〇％アミノペクチン、うるち米は八〇％がアミノペクチンです。

食物繊維の鎖はセルロースと呼ばれ、消化することができませんが、別の重要な働きを持っています。

5　消化はデンプンの鎖を切ること

ごはんを消化するということは、数千個のデンプンの鎖を唾液や大根に含まれるジアスターゼという消化酵素で切っていくことです。

一～二個から五〇個の鎖になるとオリゴ糖と呼ばれ、腸内ビフィズス菌をパワフルに増殖させ健康な腸を作ります。

ごはんには、栄養だけでなく消化のプロセスそのものが腸を元気にする、すぐれたシステムが備わっています。

6 ごはんは一番の高繊維食品

レタスやセロリなどはパリパリとした歯ごたえの繊維質を持っていますが、これは栄養としての食物繊維とは別物です。実は野菜の食物繊維の含有量はそれほど多くはありません。

食物繊維は目に見える筋のようなものではなく、植物の細胞に含まれる消化できない糖質のことです。「植物の細胞壁を構成する糖質」と「植物細胞の中に含まれる糖質」が食物繊維なのです。

穀物には細胞がぎっしり詰まっているので、白米でも、ごはんは食品中一番の高繊維食品なのです。

7 細胞壁という食物繊維

細胞壁があるのは植物の細胞だけです。細胞壁は水に溶けにくい糖質でできた薄い二枚の壁にはさまれた水に溶ける糖質でできています。

水に溶けにくい糖質はセルロースなどでできていて、細胞の支持と保護の役目を持っています。そのほか、細胞内外との調節や細胞間の結びつきなど重要な働きを荷なっています。

8 ごはんのネバネバも食物繊維

ごはんを炊くと粘《ねば》りが出ます。実はこれって細胞壁や細胞内から溶け出た水溶性の食物繊維なんです。

ごはんはこの粘りのある水溶性食物繊維と、歯ごたえのある水に溶けにくい二種類の食物繊維のかたまりです。

初期の栄養学では食物繊維を食べ物のカスと見て、注目していませんでしたが、研究により徐々に健康面における多彩で多大な効果が実証されるようになり、今では腸の健康を守る重要な栄養素の一つと見られています。

9 水に溶けにくい食物繊維の働き

水に溶けにくい細胞壁の構造を支えている食物繊維は、消化はできないのですが、驚くほど様々な働きをしています。

1 便が硬くなるのを防ぎ、量を増やして直腸を刺激して便秘と痔を防ぐ。
2 大腸内を弱酸性に保ち、ビフィズス菌などの善玉菌を増やす。
3 悪玉コレステロールや毒素、老廃物を吸着して排出する。
4 糖尿病や心筋梗塞を予防する。
5 血糖値を安定させ、肥満を予防する。

大腸の機能はごはんの食物繊維の存在を前提としているので、ごはん不足は大腸の機能不全につながります。

10 水に溶ける食物繊維の働き

どろどろネバネバの水溶性食物繊維は、有害成分などを包み込む吸着力が強く、重金属や放射性物質等の体内の毒素を吸着して排出する働きがあります。食物の消化や吸収を遅らせて、血糖値の急激な上昇を抑える効果も期待できます。コレステロールの吸収も抑制します。

11 ごはんは重要なエネルギー源

ごはんによって供給されるブドウ糖は、私たちのエネルギー源として欠かせない栄養素です。

ごはんが不足すると、スタミナ切れを起こし、疲れやすくなるのです。特に、脳へのブドウ糖の供給が不足するとイライラが募ってキレやすい性格になります。

12 ごはんがブドウ糖を適速供給

ごはんは非常に安定したブドウ糖の供給源です。

ごはんの糖分は丈夫な細胞壁に包まれているので、細胞壁を壊すのに時間がかかります。そのせいで、体のしくみにあったスローペースで消化吸収され、適正な血糖を持続的に保ってくれます。

また、ごはんの糖分は優先的にエネルギー源として使われることがわかっています。

13 危険な精製糖分

糖質の仲間でも、砂糖のように精製や抽出した糖分は単糖や複糖と呼ばれ、ブドウ糖一、二個でできています。

体のメカニズムを無視して体の中に侵入するので、体の働きのバランスが崩れて様々な問題を引き起こします。

消化に必要な微量栄養素を含まない栄養泥棒なので、栄養失調も引き起こします。

14 ごはんたっぷりの食事でケーキを撃退

ごはんを食べる量が少ないと、脳は危険を察知して、糖分をとるようにと強力な司令を発します。砂糖たっぷりの甘いものが目の前にあったら、むさぼるように食べてしまいます。

この欲求は理性では止められません。ごはんをたっぷり食べると嘘のようにおさまります。

15 残りごはんで作る安全な甘味料「甘酒」

ごはんの粒に麹菌《こうじきん》を繁殖させた麹は味噌作りの要《かなめ》ですが、同じ麹を炊いたごはんに合わせると、腸を元気にする夢の甘味料、甘酒になります。

酒とつきますがアルコール分はゼロ、糖分とうま味成分のアミノ酸を生成する糖化発酵というしくみで作られるので、うま味のある深い甘さが楽しめます。

炊飯ジャーを保温にセットして、残りごはんと熱湯と麹を入れて二四時間待つだけで簡単に作れます。

16 甘酒はマルチビタミンドリンク

発酵学で著名な小泉武夫博士（東京農業大学名誉教授）の研究では、甘酒は、消化しやすい糖分の宝庫というだけでなく、優秀なマルチビタミンドリンクだということです。麹菌が繁殖するときに、ごはんを分解して消化の良い糖に変えるビタミンB_1、B_2、B_6、パントテン酸、イノシトール、ビチオンなど、体に必要なすべての天然型吸収ビタミン群を作るのです。

さらに、穀物に含まれるタンパク質に麹菌が増殖するとタンパク質分解酵素を出して分解しアミノ酸に変えるのでうま味のある甘さもあります。

病院でよく行われる点滴は、ブドウ糖溶液とビタミン溶液とアミノ酸溶液を血管から補給するのが目的ですから、甘酒の幸せな甘さを楽しんでいれば元気を維持できることになります。

17 甘酒の効用

甘酒の効用の一番は腸内環境を整えて元気にすることです。

甘酒の季語はなんと五月。江戸時代には、初夏になると冷たい甘酒売りが千軒以上も出て、梅雨の感染防止と夏バテ予防のために腸を整える健康ドリンクとして人気がありました。

たっぷりの食物繊維とオリゴ糖の働きで、便秘や肌荒れなどを予防・改善、体内の有害物質の排出に役立ちます。

貧血を防ぎ、冷え性を改善する効果もあります。タンパク質を分解する過程で天然の降圧剤も生成されます。昭和四〇年代後半まで、日本の農家では毎日甘酒を飲む習慣がありました。

18 日本人のタンパク源はごはんだった

一般の認識とは違って、ごはんにはタンパク質がたくさん含まれています。ごはんは、日本人の重要な蛋白源だったのです。

ごはんに含まれる糖質にはタンパク質の利用効率を高める働きがあるので、完全に消化されて体に負荷を与えません。

ごはんに足りない必須アミノ酸のリジンは麦や大豆に豊富に含まれるので、麦入りのごはんと、必須脂肪酸の宝庫でもある味噌のおかずや味噌汁を組み合わせれば、必須栄養素は全部補えるのです。

19 ごはんには脂質も含まれている

細胞壁に守られた植物の細胞は細胞膜にも覆われています。細胞膜は脂質の二重膜で、主成分はリン脂質とタンパク質です。

20 ごはんのビタミン

ビタミンの語源はラテン語のVITA（生命）です。

ビタミンは酵素とともに体の働きを助けてその正常な働きを整える生命維持の潤滑油といえる栄養素で一三種類あります。必要量は微量ですが、体の中では生成、合成ができないので、日々の食事から継続的に摂取する必要があります。

ごはんにはデンプンを消化するのに欠かせないビタミンB_1、細胞の再生を助けるビタミンB_2をはじめ、ナイアシンなどビタミン群がバランス良く含まれています。

野菜と海草入りの味噌汁もビタミンの宝庫なので、和食の栄養バランスは素晴らしいのです。

21 ごはんのミネラル

　ミネラルは体を構成する元素のうち、九六%を占める主要元素の酸素、炭素、水素、窒素以外の微量元素のことです。半分以上がカルシウムとリンです。

　ミネラルは体の働きを司っている重要な栄養素なので、一六種類を超えるミネラルは毎日の食事から摂取することが大切です。

　ごはんには、カルシウム、リン、鉄、ナトリウム、カリウム、マグネシウム、亜鉛をはじめとするミネラルが含まれています。海のミネラルの結晶である塩を調味料にしたおかずとごはんで、必須ミネラルは万全です。

22 古代米と雑穀には抗酸化成分がたっぷり

同じ穀物でも、品種改良され精白しすぎの現代の米には本来穀物に備わっていた抗酸化成分が足りないのです。

食養生の祖、石塚佐玄は明治初期の軍医でしたが「酒米や寿司米のような過剰精米のごはんを食べるので病気になる」と警鐘を鳴らしました。

穀物は次世代の生命を生む種なので、自分自身を酸化から守って生き抜くために酸化を防ぐ成分で自分を覆っています。

古代米や雑穀の色は抗酸化成分の色、生命を守る天然の日傘なのです。

23 白米に雑穀二割で完璧ごはん

白米に古代米や雑穀、麦などを二割加えたごはんなら、安心です。白米のデンプンを、古代米や雑穀の抗酸化成分その他の豊富な微量栄養素で包んで完璧ごはんになります。

ごはんは白米で、スープに雑穀を入れる、または雑穀をサラダや料理にトッピングするだけでも食卓の健康度は大きく高まります。

24 ごはんの仲間の栄養成分表

ごはんに込められた生命を守り育てるトータルな力を栄養面から見てみましょう。

主な穀物の栄養成分（100gあたり）

表示外(g)	白米	玄米	小麦粉	アワ	ヒエ	キビ	タカキビ	トウモロコシ	実ソバ	大麦	キヌア
タンパク質	6.8	7.4	9.0	9.7	9.3	12.7	10.3	8.6	9.7	10.0	13.4
脂質	1.3	3.0	1.8	3.7	4.8	3.8	4.7	5.0	2.5	2.8	4.9
糖質	75.5	71.8	74.6	63.5	61.3	57.1	65.5	68.6	73.1	66.9	67.5
繊維	0.8	1.0	0.2	7.0	8.3	9.1	1.7	2.0	0.5	3.9	4.8
灰分	—	1.3	0.4	2.9	3.3	3.8	1.8	1.3	1.4	2.4	—
カルシウム(mg)	6	10	20	21	33	26	9	5	12	40	35
リン(mg)	—	300	75	240	330	270	330	290	260	320	—
鉄(mg)	0.5	1.1	0.6	5.0	3.5	3.5	3.0	2.3	1.6	4.5	4.5
ナトリウム(mg)	2	2	2	4	2	2	2	3	1	3	10
カリウム(mg)	110	250	100	500	380	1200	510	290	390	480	540
マグネシウム(mg)	33	—	—	—	—	—	—	—	—	—	164

四訂日本食品標準成分表、(財)日本食品分析センターの資料を参考に作成

第3章

私がギリシヤで受け取ったメッセージと雑穀との衝撃的な出会い

あれっ、雑穀っておいしい！

「つぶつぶ」は色とりどりの
個性的な雑穀たちの愛称です。

「ぼそぼそ」、「まずい」、「大昔の食べ物」、
「貧しい」、「栄養がない」、これが、
私が初めて雑穀に出会ったときに持っていた
雑穀に対する先入観でした。

それまでのわたしは雑穀の存在すら知りませんでした。

「食べたことも話題にしたこともなかったのに、
これってどこから？」

こわごわ食べてみたら、「まずい」どころか、
「おいしい！」のです。
「細胞が喜んでる！」と思わず叫んで、
何回も口に運んでいるわたしがいました。

「大昔の食べ物」というイメージに反して、
雑穀は三〇数年前まで各地で重要な主食として
食べ継がれていたことも知りました。

「栄養がない」なんてとんでもない。
雑穀には、人間にとって必要な栄養素が

人間の体の仕組みにぴったりのバランスで
詰まっていました。

先入観から自由になれるかも！

まずいと思いこんでいた雑穀がおいしいことを体感し、
貧しい価値のない食べ物と思いこんでいた雑穀の
すばらしい栄養価とほんとうの歴史を知ったとき、

「知らない間に頭の中に刷り込まれている
根拠のないネガティブな先入観のすべてから自由になれる！」

というワクワクする予感に

目の前がパーッと開けるのを感じました。

三〇歳のときのことです。そのときからつぶつぶたちに導かれての、「あたらしい私」への旅がスタートしました。

体の声が聞こえてきた

お米につぶつぶを混ぜ、海の塩を入れて炊いたごはんのおいしさとエネルギーは想像を絶していました。

つぶつぶを食べ続けているうちに、肉も卵も牛乳もチーズも

ほんとうは体が「いらない！」と
いっていることに気がつきました。

それまで感じなかった
食べ物の中の化学調味料や添加物の味が
どんどん邪魔になっていきました。

あんなに甘いものに目がなかったのに、
砂糖の甘さの強烈さが気になるようになりました。

体の声が聞ける自分になっていたのです。

暮らし丸ごと体が喜ぶもので埋め尽くしたい！

できるかも！

という思いがどんどん湧き上がってきました。

体がずーっと悲鳴をあげていた
ハイヒールやナイロンストッキングを捨てることから、
はじめの一歩がはじまりました。

地球の叫び

「穀物は、私の体である大地のエネルギーを
凝縮して湧き出す私のおっぱいです」

「私とつながり直すために、雑穀を、穀物を食べなさい！」
「雑穀の種を蒔きなさい！」

私が二五年前に、ギリシャの地でアテナを通して
潜在意識に受け取ったメッセージです。

地球の叫びは、私の無意識に着実に働きかけ、
その後、私の暮らしは急旋回しはじめました。

アテナのメッセージを受けて三年後の一八八二年、
私は、導かれるように
雑穀の衝撃的なおいしさとの出会いを果たしました。

つぶつぶ雑穀に魅せられて
雑穀料理三昧の日々がはじまったのです。

夢中で雑穀の歴史をはじめとする
あらゆる資料を読み漁りました。

いのちを育ててくれる食べ物のこと、食べ物と大地の関係、
日本や世界のホントの歴史。

知れば知るほど、人はもっともっと平和に、ハッピーに、
健康に暮らせるはず、というイメージが
むくむくと湧き上がってきました。

八年後に、作物の育つ大地を求めて

山形県の森の中に引っ越し
焦がれるように雑穀の栽培をはじめました。

蘇る、はるかな記憶

雪が溶けはじめ、温かい斜面に土が顔を出しはじめた五月、
六人家族全員で、カタクリを採りに行きました。

その美しさに感動しながら、赤紫色に可憐にうつむくカタクリの蕾を
濃い緑の葉ごとスッと引き抜くと、雪のように白い茎が地面の中から
スーッと現れます。
ひとかけらの土もついていない美しい生命の力あふれる茎のしなやかな強さ
が、カタクリの存在を支えているのです。

子ども達も散らばって、夢中で摘んでいます。
一時間たっても、カタクリの群生はビクともしない広大さで続いていました。
川が滔々と流れ、大地には緑が萌えて……。
汗ばんだ体を休ませ、心地よい風に吹かれたときに、
私はずっと、こうして日々、大地にもてなされながら生きてきたんだな、
とフッと感じたんです。
お金も権力も関係ないところで、
自然の懐に抱かれて楽しく生きていた記憶がふんわりと
わたしを包み込むように蘇ってきました。

世界の先住民に共通の心

世界各地には世界の国の数をはるかに上回る数の先住民の種族が今も暮らしているのを知ったことは、雑穀との出会い以上の衝撃でした。

テレビや新聞からはまったく知ることのできない、もう一つの現実の存在を強く強く実感しました。

雑穀に導かれて日本各地、世界各地を旅して気づいたのは、世界各地の僻地に孤立して暮らしてきたはずの彼らの世界観は、驚くほど似ているということです。

その基本は、大地を母と感じる心です。

いのちを育む自然を母と感じて敬い、
自然の一部として自分自身を感じ、
新しい生命を宿して生み育てる女性を母なる大地と同じように敬い慕って
女と男が互いに補い合い、力を合わせて暮らしていました。

車も新幹線も飛行機も、
電話もインターネットもなかったその時代、
世界は今よりもはるかに一つのつながりの中に
調和していたのではないかと思えてきました。

ギリシャのアテナ、デーメーテール、ガイア、

エジプトのイシス、トルコのイシュタル、
南米のパチャママ、インドのサラスヴァティ、
インドネシアのブンドカンドン、中国の観音、
日本のアマテラス、イザナミ

世界各地で様々な呼び名で慕われてきた女神は実はただ一人、
地球上の生命を生かし育ててきた母なる地球。

そして、母なる地球の声を種族に伝え社会をリードするのは
母なる地球の声をつなぐ女性たちだったのです。

ごはんは魂を養う食べ物

ピヤパと呼ばれるアイヌの主食「ヒエ」、インカの主食「キヌア」、マノーミン（聖なる種）と呼ばれてきた北米先住民の「ワイルドライス」、等々、どれも、地球をお母さんと慕う彼らが、「魂を養う食べもの」と感じて食べてきた主食です。

日本人の祖先も世界の先住民も、地球をお母さんと感じ、ごはんを、「地球お母さんから贈られた魂を養う食べ物」という信頼と感謝の気持ちで食べて生きてきたのです。

なんて幸せな暮らし、そして感性を私たちは捨て去ってしまったのだろう！

と、涙があふれて止まりませんでした。

このとき、私は、つぶつぶは、私たちの暮らしから失われてしまった多くのものの象徴だということに気がつきました。

ごはんは地球のおっぱい

赤ちゃんはお母さんのおっぱいだけですくすくと育ちます。
おっぱいには赤ちゃんのいのちを養うすべてが入っているからです。
おいしいつぶつぶたちと出会い、
精白しすぎない伝統の穀物には、お母さんのおっぱいのように、
人のいのちに必要な栄養のほとんどすべてが含まれている

ということを思い出したときの衝撃と感動は今でも忘れられません。
それまでの私は、白米しか食べたことがなく、
ごはんはデンプンのかたまりで、栄養が足りない食べ物だとばかり
思っていたからです。

つぶつぶと出会って、食べることと真剣に向き合う日々から、
食べ物を通して地球とつながっている自分の体に気がつきました。

わたしたちは、毎日の食卓から
地球お母さんの愛とエネルギーをもらって生きているのです。

「穀物は地球お母さんのおっぱい！」

と内側からの声が聞こえてきました。

お母さんのおっぱいに赤ちゃんを養うすべてが
含まれているように、

地球お母さんの体から湧き出る穀物、つぶつぶには、お米も含めて
地球の愛とエネルギーがぎっしり詰まっています。

栄養成分を越えた生命力も宿っているのを感じています。

さらに、私たちのいのちを悲惨な現実から救い出す計り知れない力が
つぶつぶには詰まっているのを実感しています。

完璧な雑穀の栄養バランス

宇宙食の研究開発を進めるＮＡＳＡ（アメリカ航空宇宙局）は、インカの伝統主食作物キヌアを研究し、一〇年以上前に完全な栄養バランスを持ったスーパーグレインとして宇宙食に指定、二度にわたって「二一世紀の主食」と発表しました。その結果、それまで雑穀としてほとんど忘れ去られていたキヌアは、アメリカやヨーロッパでは、スーパーグレイン「キンワ」として脚光を浴び、自然食品売り場に並べられ、料理本もたくさん出版されました。

栄養成分表で比べてみると、キヌアの栄養バランスが日本の雑穀とほとんど同じなのに驚かされます。鉄分は一番多いアワよりやや少なく大麦と同じ、カルシウムはヒエと同じくらいです。ＮＡＳＡでは食物繊維が多いことと、鉄分、カルシウムなどのミネラルの豊富さとビタミンＥ含有量の多さ、そして必須アミノ酸をすべて含んでいることを取り上げています。

NASAの指摘にあるとおり、雑穀は米や麦とくらべて食物繊維とミネラルが抜群に多く、良質のタンパク質や植物性脂肪を含んでいます。また、カルシウムも鉄分も豊富です。

例えば、ヒエの栄養成分を白米と比べると、

タンパク質　一・三六倍
脂質　三・七倍
食物繊維　二八倍
カルシウム　五・五倍
鉄分　七倍

また、玄米と比べても、

タンパク質　一・二五倍
脂質　一・六倍
繊維　八倍

カルシウム鉄は　約三倍
ビタミン類も豊富に含まれています。

NASAに研究をゆだねれば、日本の雑穀はすべて「二一世紀の主食」、スーパーグレインということになります。

つながりの中で生きていた私

宇宙とわたし、太陽と月と地球、陸地と海、
自然と人間、動物と植物、空気、水、ミネラルの循環、
微生物の循環、気の循環、食べ物と体、食べ物と心
すべてがつながり合い、影響し合って常に新たなバランス状態を

生み出しながら、瞬時も休むことなく営みを続けている。
大地が、大地をうるおす水が、太陽の光が、
植物たちを育てている。

森の木々が酸素を作り、まわりの木々に水を分け与えている。

私のいのちは、植物がなければ存在できない。
大地から生まれる食べものと、水と、お日様の光がなければ存在できない。
宇宙のすべてが私を支えてくれていることが、押し寄せるように
思い出されてきました。

こんなにも守られて生きてきたことに気がついたのです。

人や地球や太陽や宇宙を動かしている根源のエネルギーのことが皮膚感覚で思い出されてきました。

今、自然は修復力を失いはじめていますが、それ以上に、地球とのつながりを失った私たちの体と心は修復力を失って悲鳴をあげています。

宇宙や地球とのつながりを取り戻す一番の近道が、地球のおっぱいであるごはんを食卓に呼び戻すことだという確信は日に日に高まっています。

歌が生まれた

「ああ、そうだったんだ。

地球はお母さんで、穀物こそがわたしたち人間のおっぱいだったんだ」

と、ストーンと腑に落ちたときにわたしの中から言葉が湧き出しました。

それまで、単なる燃料、物質次元でしか見ていなかったごはん一粒の中に込められた、地球お母さんの愛がこんなにものエネルギーを私に送ってくれていたことへの感動がすらすらと言葉になって湧き出したのです。

書きとめて、何度も何度も言葉に出してみました。

「ああ、これを伝えたい！」

二日後に「ゆみこと Yoshie の天女トーク&ライブ」を一緒に開催することになっていたシンガーソングライターの友人 Yoshie Ebihara に、「こんな詩が生まれたんだけど、メロディー作れないかな」とファックスを送ったら、二日後には素晴らしい歌が生まれていました。

早速、披露して参加者のみなさんとこの大いなる発見とその感動を分かち合いました。

この二曲を入れたＣＤを作ったのでぜひ歌ってみてください。（購入情報は211頁）

ごはんに込められた地球お母さんの愛を知り、それを歌うことで、ごはんを主食としてきたわたしたちの存在への自信を取りもどすことができます。

家族で歌うことで、子ども達のいのちの感受性を育むことができます。

日本中でこの歌を口ずさんでいるみんなの輝く笑顔の映像が浮かんで、ニコニコ顔の私です。

光の食「つぶつぶ」

作詞・歌　ゆみこ
作曲　Yoshie Ebihara
編曲　神門佳代

1

つぶつぶひとつひとつに　宇宙が入りこむ
火が風が海が心が ひとつひとつに入りこむ
鍋の中でキラキラと　おいしさが生まれる
愛に満ちたその恵みが　口の中ではじける

からだキラキラ　いのち目覚める
こころもほんわか　くつろいでる
こころキラキラ　いのちはじける
どんどん光が　満ちている
キラキラと　キラキラと　キラキラと

2

からだの芯が　ほんわか温かくなってる
なんだか爪の先まで　ホッカホカと温かい

わたしの中で　眠ってた光が輝く
いのちの泉が　あふれ出している
鍋の中でキラキラと　おいしさが生まれる
愛に満ちたその恵みが　口の中ではじける

からだキラキラ　いのち目覚める
こころもほんわか　くつろいでる
こころキラキラ　いのちはじける
どんどん光が　満ちている
キラキラと　キラキラと　キラキラと

つぶつぶの一粒は　数千のいのち生みだす
わたしたち一人ひとりは　無限の光を生みだす
そして未来を創りだす

ごはんで、おかず、スナック、スイーツを創る楽しさも歌に！

おかずやスナックで育った現代人に、ごはんをたくさん食べてもらうために工夫したのがつぶつぶ料理です。

ごはんの仲間なのに、カラフルで歯ごたえもコクもある雑穀を主役にして、雑穀と野菜だけを材料に、おいしいハンバーグやピッツアやドーナッツを作る料理法を創作して伝えています。

雑穀たちの魅力的な個性に触発されて、次々と料理が生まれました。

挽肉のような触感の高キビ、卵のような色と触感のキビ、チーズのようにとろりと炊きあがるもちアワ、たらこそっくりのアマランサス等々、雑穀たちの協力のおかげで誰もが魅力を感じるおいしいレシピが次々と生まれました。

肉を使わず本格粗挽きソーセージと遜色ないソーセージ、卵を使わないふわふわオムレツ、牛乳を使わないホワイトソースやグラタンなど、年代を超えて国籍を超えて大人気のおいしさです。

砂糖も卵も生クリームも使わないで作れるスイーツも、雑穀で作れることを発見しました。

乳製品も砂糖も入っていないおいしいアイスクリームは、なんと、体を温めてくれるのです。チョコレートを使わないチョコクリームは、実は甘酒なので腸を元気にしてくれます。卵を使わなくてもカスタードクリームも作れるようになりました。

つぶつぶ料理は、どれもおにぎりやお粥の変形で、調味料は海の塩をベースに和食の食卓に欠かせない味噌、しょう油、梅干だけなのに、食べたら、コクもうまさも絶品なのです。

その上、おかずの中に野菜がしっかり入れ込んであるので、つぶつぶ料理をもりもり食べているだけで、腸が元気になり、体が温かくなって、病気を寄せつけない体質になります。

つぶつぶのうた

作詞・歌　ゆみことつぶつぶマザーたち
作曲・ピアノ　神門佳代

1

あさつゆ　キラキラ　畑のつぶつぶ
神さまからの　おくりもの
みんなニコニコ　えがおの食卓
古代のパワーが　目覚めます

ホップホップたかきびホップ
たくさんたべて　元気いっぱい
トントン　まないた　今日は何をつくろうか

たかきびハンバーグ　もちあわグラタン
もちきびオムレツ　つぶそばソーセージ

ありがとう　地球おかあさん
いのちを守る　光のつぶつぶ

2

お鍋でコトコト　ふっくらつぶつぶ
おひさまからの　おくりもの
みんなワクワク　ミラクルスイーツ
幸せあふれる　甘さです

もっちもっち　もちあわマジック
簡単なのに　おいしいよ
くるくる　シャカシャカ　今日のおやつ何かな

たかきびチョコレート　ひえ粉のカスタード
もちあわドーナッツ　もちきびパンケーキ

ありがとう　地球おかあさん
未来をつくる　希望のつぶつぶ

第4章 ごはんの仲間たち

1　日常はうるち米、祭の食はもち米

日本人は世界一、多様な穀物を食べこなしてきた民族です。

日常の主食の柱はぱらりと炊ける〝うるち〟の穀物、祭のときには、弾力のある〝もち〟の穀物を蒸《む》したり、搗《つ》いたりしてエネルギーを高め、神さまに供えてから感謝の気持ちで祈りとともに食べる習慣が今も続いています。

もちアワは上層階級の食べ物、うるちアワは庶民の食べ物という歴史もあります。

奈良ではアワごはんを金の穀物として大切にし、米のごはんを銀の穀物とする記録も残っています。

2 米

米は、三〇〇〇年前に大陸から伝わってきた日本人の主食です。もち種とうるち種があり、掛け合わせて適度なもちもち感とさらっとした触感を兼ね備えた品種が人気です。

ジャポニカ種の祖先は背の高い赤米という説があり、日本各地に赤米品種も残っています。

3 江戸の朝炊きごはんと茶漬け

江戸時代の記録によると、江戸の庶民はごはんを朝炊いて具だくさんの味噌汁とともに食べ、昼は冷やごはんと煮物、漬物などのおかず、夜は茶漬けと漬物というのが、食の基本パターンだったとあります。

また、日本の多くの地域では大正九年に栄養研究所の指導で一日三食を奨励するまで一日二食だったという記録もあります。

逆に、農繁期の農家は夜明け前から長時間働くため、簡易な「こびる」と呼ばれる食べものを足して一日に五食、六食だった記録もあります。

4 関西の昼炊きごはんと茶粥

上方と呼ばれた西日本では、昼にごはんを炊いて煮物、味噌汁といっしょにしっかり食べ、夜と翌朝は冷やごはんを煮て、粥やお茶と塩で煮る茶粥にして漬物と一緒に食べたという記録が残っています。サツマイモ入りの茶粥も一般的でした。

毎日炊くごはんこそが日本人の命をつないできたのです。

5 山形の笹巻き

もち米を一晩水に浸けてから、熱湯で煮て柔らかくした熊笹の葉に三角形に包んでイグサや菅《すげ》の紐で結び、五個ずつ紐を束ねて、煮立ったお湯の中に入れて一時間ゆでます。

笹の葉の殺菌作用のおかげで夏でも一週間はおいしく食べられる優れものです。五穀豊穣を祈る意味や、人の霊を修め病気にかかりにくくなるようにと、端午の節句に供えてから家族で、きなこをつけて食べました。

日本全国に同様の習慣があります。

6 生米で搗く餅

山形県小国町の豪雪地帯には、生のもち米を搗《つ》いて作るユニークな餅をおやつに食べる習慣がありました。

収穫に感謝して神さまに供えてから家族で食べたそうです。

「からこ」という名前で、一晩水に浸けた新米を臼《うす》で搗いて粉にして一晩おいておき、くるみを臼でつぶしたところに入れ、水（と砂糖）を入れてよく練り、ちぎって丸くまとめます。いろりで焼いて食べたそうです。

7 五平餅

五平餅《ごへいもち》は「五幣餅」とも書き、中部地方南部の山間部（長野県木曽・伊那地方から岐阜県東濃・飛騨、富山県南部、愛知県奥三河、静岡県北遠・駿河）に伝わる郷土料理です。

ごはんをつぶして平らな串に楕円形に平らにのばして形づくり、火であぶって、ゴマ、クルミ、エゴマと味噌かしょう油をすり合わせてのばしたたれをつけてさらにあぶって食べます。

祭などで食べる、ハレの日の伝統食だったそうです。

＊御幣はご神体を守るために不動明王が宿った、浄めて型に切った紙を桃の木などの棒にはさんだもの、神事に使われる。

8 きりたんぽ

秋田の郷土料理です。ごはんを半殺し（半分つぶす）にしてぼた餅の中身のようなごはんを、杉の棒に巻き付けた棒状のおにぎりがたんぽです。形は長くしたアメリカンドッグみたいです。

たんぽはいろりの灰に刺して焼いて保存し、切って鍋で煮込んだり、焼いて味噌を塗って食べました。これがきりたんぽです。

9 ぼた餅・おはぎ

ごはん（もち米と半々で炊く場合も）をすりこぎなどで搗いてもちもちの小さいおにぎりを作り、それにあんこやきなこをまぶしたおやつです。ごはんに豆を組み合わせることで、味の面と栄養面の両方がより良いものになる傑作おやつです。

砂糖は薬屋で商うもので高価でもあったので、元々あんこは塩味でした。牡丹の咲く春分の日に食べるのがぼた餅、萩の咲く秋分の日に食べるのがおはぎです。豊作への祈りと感謝、厄払い、健康祈願などの意味があります。

10 おせんべいは携帯ごはん

日本のスナックの原点ともいえるおせんべいは一〇〇％お米でできています。塩せんべい、しょう油せんべい、味噌せんべい、噛むほどにうま味とほのかな甘さが楽しめます。

軽くて日持ちがする携帯ごはん、いざとなれば煮込んで離乳食にもなります。赤ちゃんの歯がため食としても安全、安心、最適です。

11 赤米

日本の米の祖先で赤飯のルーツともいわれます。うるち玄米なのでさらっとした食感。殻や皮は赤いのですが、中は白です。白米にはない薬効成分が豊富に含まれています。

赤米の赤い色素は赤ワインに含まれるタンニンと同じ種類の抗酸化成分、ポリフェノールです。

白米に一、二割混ぜて炊くと、桜色の美しいごはんになります。

12 黒米

黒米はもち米の祖先です。色はアントシアニンというナスの色と同じポリフェノールの色で、濃い紫です。若返り効果のある希少な食材として中国では古くから薬膳料理に使われます。

黒米を使ったスイーツは高級です。タイには黒米をココナッツミルクと一緒に竹の筒に詰めて焼くごはんや、炊いた黒米にフルーツとココナッツミルクをかけて食べるデザートがあります。

13 女性を健康にするアワ

アワは、東洋の主食作物です。鉄分が多く貧血を予防します。タンパク質も多いのでうま味がありクセのない甘さが特徴。もち種とうるち種があり、世界のいろいろな国々で、「アワ粥を食べると、おっぱいの出が良くなる」「産後のカラダの回復に良い」といわれています。

もちアワはクリーム状にとろりと炊きあがり、うるちアワはプチプチした食感の粒がぱらりと炊きあがります。

14 ヒエ

東北地方の貧しさの代表のようにイメージされてきたヒエは、見かけはちょっと灰色がかっていますが、洗うと、ぐっと色白になります。粒がやや大きいオフホワイトの品種も出回るようになりました。

炊きあがりは、かすかに黄みがかった温かいイメージの真っ白ふんわり。ミルキーなコクのあるおっぱいのようにやさしいおいしさは感動的です。

名前に似合わず、体を芯から温めて元気にする働きがあるので、冷え症の人には特におすすめのつぶつぶです。

15 北のヒエ、西のアワ

南北に長い日本では、北日本ではヒエ、そして、西日本ではうるちアワが主流でした。

特に、寒さの厳しい東北地方では耐寒作物であり、体を温める働きのあるヒエが重要でした。アイヌの主食もヒエ粥で、ヒエはピヤパと呼ばれていました。ヒエでつくるどぶろくはトノトと呼ばれ、お神酒として重要な飲み物でした。

反対に、水田のない南西諸島の珊瑚礁の島ではさっぱりしたアワが重要な作物だったのです。沖縄にはアワ粉を練って月桃《げっとう》の葉で包んで蒸す「アワムーチー」という餅があります。

16 キビ

もちキビは、小キビ、イナキビとも呼ばれ、アワやヒエより少し大きめの粒です。コレステロールを抑制する働きが注目されている雑穀です。

炊きあがりは鮮やかな黄色です。かすかにビターな味わいがする卵風味のふんわり感のあるとろみとコクがおいしい雑穀です。

キビは現在も、東アジア、特に中国大陸北部で広く栽培されています。インドではデカン高原東部やガンジス川下流域、パキスタン、ネパール、アフガニスタン、中央アジア及びウクライナの山地でも栽培が続けられています。

17 ルーマニアのキビの王様

新石器時代に、欧州からアジアを含むユーラシア大陸全域の文明を支えた穀物がキビです。

ルーマニアにはキビの王様と呼ばれる領主がいたそうで、そのころの主食はママリガという粗挽きキビの粉粥でした。ママリガは東ヨーロッパ全体で食べられ、イタリアではポレンタと呼ばれています。

ポレンタは今は黄色いトウモロコシ粉で作られていますが、もとはキビ粉料理だったのです。

グリム童話（ドイツ）にもキビ粥の話が出てきます。

18 高キビ

高キビは日本では別名モロコシとも呼ばれ、英語名はソルガム（sorghum）、中国名は高粱《コウリャン》、韓国でススと呼ばれる赤茶色の米粒大の丸いモチ種の雑穀です。色はダークな赤茶色で、炊きあがりはおこわのようなキュッとした弾力のある歯ごたえがあります。

挽肉みたいな色と食感にピンときて、下ろした人参と合わせて焼いたら、肉よりおいしいと評判のハンバーグが生まれました。

19 韓国の高キビ餅

高キビの生まれはアフリカですが、インドを経由して世界に広まりました。ヒエ以外は日本と同じ雑穀が今でもよく食べられている韓国では、高キビ餅を食べると厄除けになるとか、丈夫になるという言い伝えがあり、アトピーを持つ子の親の会の名前が「高キビ餅の会」という名前だそうです。

20 桃太郎のキビ団子

日本では高キビの粉で団子を作り食べてきました。西日本各地でもたくさんの高キビが作られていました。桃太郎のキビ団子は高キビの粉を練ってゆでたものです。

岩手県の郷土料理に、高キビの小さな団子を塩煮小豆に入れてゆでた「うきうき団子」というおやつがあります。

高キビ（コウリャン）は中国北部地域の重要な主食穀物でした。白乾《パイカル》という蒸留酒の材料でもあります。

21 シコクビエ

マスタードシードそっくりの小さな粒がシコクビエです。穂先が五本の指のように分かれていることから、英語はフィンガーミレットと呼ばれます。インドの言葉ではコドやラギと呼ばれ、ネパール、南インドでは赤茶色のシコクビエの粉が今も重要な主食です。

日本では古くからどんな荒れ地でも育つ頼もしい作物として各地で栽培されていました。そば粉のように熱湯で練るだけで食べられるのが魅力です。パンやクッキーに混ぜるとサクッとした口当たりが楽しめます。

22 インド、ネパールの主食シコクビエ

ネパールでは、チャンと呼ばれる酒をシコクビエの粒で作ります。発酵した粒酒にお湯を注いで細い二本のストローで飲みます。何回もお湯を入れて飲んでいました。

インドの主食はムッディと呼ばれる大きなお練りにしたシコクビエで、それにサンバルというカレースープをつけて、噛まずにどんどん呑み込んでしまうのです。

インドでは、唯一アルカリ性の穀物で消化酵素を含むので、世界一消化の良いデンプンとして、離乳食や子供の栄養食への活用の研究が進められています。

23 ソバ

ソバといえば手打ちの麺を思い浮かべる人がほとんどですが、山形県では昔から粒のソバを実ソバと呼んで、煮物や蒸し物、汁ものなどの具として食べる習慣がありました。ロシアではゆでた粒ソバをカーシャといいます。

ソバの粒の大きさはお米よりやや小さめの立体三角、緑がかったグレーの粒です。煮えやすく、つるんとした粒マカロニ風の食感が楽しめます。脂肪とタンパク質が多いので食べ応えもあります。

血管の老化を防ぎ、毛細血管や心臓を強くするルチンを含む雑穀として注目されています。

24 ハトムギ

熱帯アジア原産、ジュズ玉の仲間です。まん丸で米より大きな白いもちもちの粒です。日本では江戸時代から栽培されています。強壮作用があり解毒効果も強いので、漢方ではこの粒を薏苡仁《よくいにん》と呼び、薬膳食材としてハトムギを混ぜたお粥があります。

胃を丈夫にする、神経痛などの痛みを取る、リューマチを回復する、イボを取るなど種々の薬効があります。

脾臓の働きを強めて脂肪の代謝をスムーズにし、シミや肌荒れ、老化を防ぎ、色白の美しい肌を作ってくれます。

25 麦

初夏に収穫される麦は、米や他の雑穀と比べてカラダをリラックスさせ、やさしくクールダウンする働きがあります。米に不足している必須アミノ酸のリジンが豊富なので、麦ごはんの栄養バランスはとても優れています。

粒は米より大きい白ですが、真ん中に黒い線があります。この黒い線が栄養たっぷりの胚芽で中心まで続いています。

煮えにくいので、昔は夜のうちに麦だけ煮ておいて、翌朝に米と一緒に炊いていました。

麦を煮て平らにつぶして干した押し麦は伝統のインスタント食品、粒ソバと同じ炊き方で簡単に炊くことができます。

26 九州の夏は麦アワごはん

九州ではもちアワと麦の炊き合わせごはんが、食べ過ぎるのでふんどしを締め直すほどおいしいと評判の大ご馳走だったそうです。冷たい水をかけて食べるごはんをひらかし飯と呼び、元気に体をクーリングしてくれる夏のスタミナ食でした。

ちなみに麦味噌も大麦から作られています。麦味噌で作る冷や汁とひらかし飯に漬物でパーフェクトトリオです。

27 アマランサス

あんパンについている芥子《けし》の実そっくりの極々小さな粒が南米インカ帝国の主食だったアマランサスです。鶏頭《けいとう》のような真っ赤な花の間に実り、殻がないのが特徴です。

タンパク質や脂質、食物繊維、そしてミネラルが豊富な雑穀です。

プチプチと透明に炊きあがるアマランサスの小さな粒は、たらこの食感とうまみも持っています。ねっとり炊きあげると、極上の無着色たらこのようで、たらこ料理ア・ラ・カルトが楽しめます。

28 インドの聖なるポップアマランサス

厚手の小鍋を熱して、アマランサスの粒をスプーンに⅓ほど入れてゆすると、次々にはじけて小さな小さなポップコーンのような白い粒になります。かすかにビターな香りのするおいしいポップアマランサスのできあがりです。

インドでは、ポップアマランサスを飴で固めたまん丸の大きなおこしを、断食明けの聖なる食べ物として食べる習慣があります。

29 アンデスの幻の雑穀キヌア

キヌアはコロンビアからチリに至る標高二五〇〇～四〇〇〇メートルの南米アンデス山地で紀元前から栽培されてきた穀物です。アンデスの農民たちは、古代からキヌアを「母なる穀物」として大切に育て、主食としてごはんに炊くか、スープにして食べてきました。

「キヌアを食べると丈夫で頭の良い子に育つ」「おっぱいが良く出る」「病気やけがの回復が早い」「肌が荒れない」「貧血にならない」等の言い伝えが残っていて、今でもキヌアを食べると長生きすると信じています。

30 NASAが認めたキヌアの栄養価

糸状の胚芽が平らな淡い黄色の粒の側面にくるっと巻いているのがキヌアの粒の特徴です。透明感のある黄金色に炊きあがります。

NASA（アメリカ航空宇宙局）が、人間の体に必要なすべての栄養をバランス良く含む驚異的な食べ物と折り紙をつけ、二一世紀のスーパーグレインとして発表しています。

雑穀はみんなキヌア同様に驚異的な栄養価なのです。

31 ワイルドライス北米先住民のごはんは聖なる種

五大湖周辺でアメリカとカナダにまたがって生活している先住民は「偉大なる精霊《マノ》からのスピリットをもたらす種《ミン》あるいは穀物」という意味で、毎日食べる穀物をマノーミンと呼びます。

マノーミンは英語でワイルドライスと呼ばれる長粒の穀物です。湿地に育つマコモの仲間で収穫後黒く煎って保存します。黒米を倍くらい長くした粒で、炊くとムカゴに似た匂いがします。

決して全部を獲りつくすようなことはしません。多くは湖に落ち、鳥たちも食べます。マノーミンはみんなで分け合うものなのです。

32 アフリカのごはんは白高キビのウガリ

高キビは、アフリカ原産の穀物で、赤茶色のもち種と白いうるち種がありま
す。

アフリカでは、粉にひいた白高キビを、煮立ったお湯にふり入れてかき混ぜながら煮て作るそばがきに似た粉粥「シマ」にして食べられてきました。スープに浸して食べます。

今では、白トウモロコシで作る「ウガリ」が伝統の料理だとアフリカの人たちでさえも思い込んでいますが、高キビで作った粉粥「シマ」こそが、アフリカの主食だったのです。

33 エチオピアの発酵ごはんインジェラ

エチオピアの伝統の主食は、テフという小さな穀物の粉を水に溶いてチーズより濃い酸味と発酵臭がするまで発酵させて焼いた、直径六〇センチもある大きなパンケーキです。インジェラと呼びます。

同じ直径の専用の丸いテーブルにインジェラを広げ、真ん中に煮込んだおかずを盛って、家族みんなでその小さなテーブルを囲み、ちぎりながらおかずを包んで食べます。

第5章　ごはんと健康

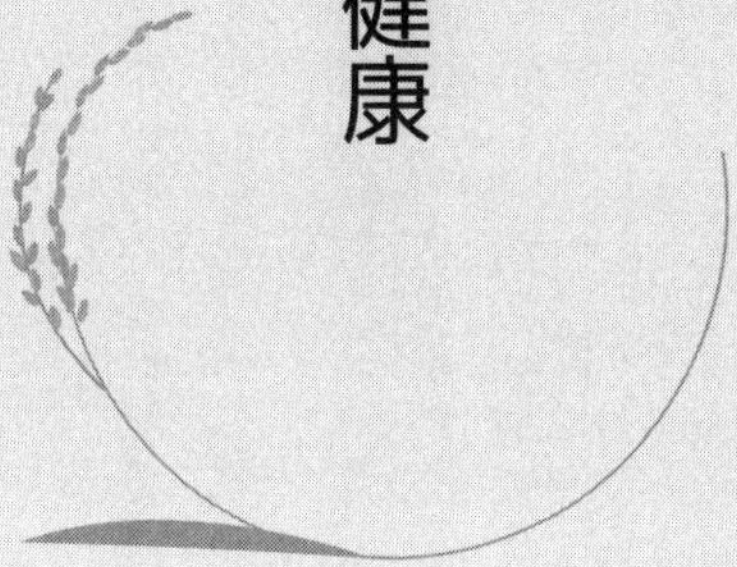

1 ごはんをたっぷり食べよう!

生命を育む大地が人間用に生み出す作物が穀物です。その穀物を火にかけて調理して食べることで人類は生きてきました。

だから、人間の歯の多くは臼の形をしていて、穀物をすりつぶして食べられるようにできています。人間の体は、ごはんをたっぷり食べると、こころも体もバランスが調い、健康を維持することができるのです。

2 魂を養い健康にするごはん

世界中の先住民が自分たちが食べている主食穀物のことを、「祖先の神様から贈られた魂を養う食べ物」といいます。そして、それを毎日のごはんとしておなかいっぱい食べることで生き抜いてきました。

日本人もつい最近まで、毎朝炊いたごはんを神棚に供えて感謝の祈りを捧げて暮らしていました。

3 ごはんの形いろいろ

ごはん、つまり穀物の食べ方にはいくつか種類があります。インドやアフリカ、北アメリカ先住民のごはんは、粉をそばがきのようなお練りにして食べる粉粥。シルクロード沿いの国々では、チャパティーやロティーのように粉を練って平焼きパンにして食べる。ヨーロッパは粉を練って酵母で発酵させたパンにして食べる。粉を練って麺にして食べる東南アジアとイタリア。

そして、日本は粒のまま炊いて食べるごはんがなんといっても基本、そしてそれが一番栄養価が高いのです。さらにお練りも麺もまんじゅうもと、多彩なごはん中心の食文化があります。

4 ごはん食生活13のメリット

①便秘知らずの体に
②腸を元気にするごはん
③ごはんを食べると痩せる
④脳の働きを活性化し、高めるごはん
⑤精神を調え、心を安定させるごはんの力
⑥栄養が行きわたって病気にかかりにくくなる
⑦活発に働く内臓でクリーンな体
⑧持久力がつく
⑨若さを保つ
⑩呆けない
⑪体を温めるごはん食生活
⑫楽ちん健康子育て
⑬血糖値を安定させる

5 便秘知らずの体

ごはんには水溶性と難溶性の二つの食物繊維がたっぷり含まれているので、適度に腸を刺激して便秘知らずの循環の良い体が作られます。

食べものの残りや死んだ細胞、体の老廃物など不要な物質を固形の便にして押し出し、排泄するのは大腸の働きです。

繊維が水分をしっかり捕まえて適度に水分を含んだ柔らかい多量の便を作り、するすると出ていくので、痔などに悩まされることもありません。

6 腸を元気にするごはん

腸内の健康状態がそのまま体細胞の健康状態につながっています。腸内環境を健全に保つことが、張りのある肌、ツヤのある髪、健全な内臓、そして、イキイキとした体を保つ基本です。

腸内の有用微生物はごはんが大好きなので、ごはんをたっぷり食べると腸内の微生物バランスが調います。その上、ごはんのデンプンは消化の過程でオリゴ糖になり、腸内を弱酸性の健康な状態に保ちます。

それがさらに微生物を元気にするという好循環の元気な腸を作ります。

健康な腸は、消化酵素や免疫物質、脳内ホルモンをはじめとする各種ホルモンを適量作り出して、体の働きを調整し、体を守ってくれます。

7 ごはんを食べると痩せる

ごはんを食べると太る、ごはんはダイエットの大敵、という認識が世界に広がっています。

事実はまったく反対です。ごはんには体に必要な栄養がバランス良く含まれているので体の働きを高めて、ムダのないバランスのとれた体を作ります。雑穀入りごはんを主食にしてたっぷり食べれば、多量の食物繊維が糖分の吸収を調節して適速供給をしてくれるので、無駄な脂肪を作る必要がないのです。

実際に、わたしのまわりでは、ごはん中心の食生活で半年で一〇kg、二〇kgの体重減を果たす人が続出しています。

8 脳の働きを活性化し高めるごはん

脳は、思考や記憶以外に、体の各器官に指令を出して体を動かすなどの生命活動を維持しているとても大事な器官です。その脳をきちんと働かせるためには、ごはんにたっぷり含まれているブドウ糖の持続的供給が欠かせません。

脳は一日あたり約一五〇ｇほどのブドウ糖を消費しますが、そのブドウ糖の体内貯蔵量は限られており、約六〇ｇ前後といわれています。

毎日しっかりごはんを食べてブドウ糖を供給しないと、脳と神経系に十分なエネルギー源が供給されなくなって脳の働きが低下します。

ごはん抜きの食生活やダイエットがボケの大きな原因になっているのです。

9 精神を調え、心を安定させるごはんの力

精神的ストレスを緩和するのは、セロトニンというホルモンで、脳の中で、若返りや精神の安定、快適な睡眠に貢献するといわれています。そして、その九五％は腸で作られていることが最近解明されています。

脳の中では、セロトニンだけでなく、鎮痛効果と安心感や多幸感をもたらすエンドルフィン、脳を覚醒させ集中力やストレス解消、やる気など行動や学習の衝動をもたらすドーパミン、怒りのホルモンと呼ばれ、不安・恐怖をもたらす反面、意欲・覚醒・集中・記憶・積極性のもとになるノルアドレナリンなどの脳内麻薬物質が生み出されるしくみになっていますが、その多くも、実は腸で生み出されていることが解明されてきています。

10 栄養が行き渡って病気にかかりにくくなる

免疫力は「病気に対する抵抗力」のこと、体内に侵入した病原菌や異物をはねのけるための防衛機能のことです。個々の細胞には自然の免疫力が備わっています。

ごはんのバランスのとれた栄養が細胞に新鮮な酸素とともに送り届けられると、新しく生まれる細胞の健康度がどんどん上がります。細胞が本来持っている自然免疫力が高まって花粉症やアトピー性皮膚炎などのアレルギー症状、風邪、慢性的な体調不良などを防いでくれます。

11 活発に働く内臓でクリーンな体

ごはん中心の食生活から栄養バランスの良いキレイな血液が生み出されて、全身の細胞に新鮮な酸素とバランスのとれた栄養が送られます。

その結果、内臓の細胞も元気になり活発に働いて、不要物質を速やかに処理して体の中をクリーンに保ちます。

12 持久力がつく

マラソン等、持久力が必要な競技の選手はベジタリアン志向です。特に、ごはんを食べると持久力がつくのです。

キリン、シマウマなど多くの草食動物にはすばらしい持久力があり、走って逃げることで、瞬発力はあるが持久力のないライオンから逃げることができます。

ごはんと雑穀飯の味噌にぎりと少々の漬物で、長距離や坂道をなんなく走る日本の人力車夫の持久力には、日本をおとずれた宣教師などが驚嘆したことが多く書かれています。

13 若さを保つ

細胞には、多種類の解毒分解酵素を作り出す力があります。これらの酵素は、ミネラルやビタミン、ポリフェノールと組んで、細胞の酸化を防ぎ、傷ついた細胞を修復し、若返らせます。

この細胞が酵素を作り出す力をバックアップするのが、血液に乗せて腸から送られてくる、ごはんから作られた栄養素です。

ごはん中心の食生活をしてきたおばあちゃんたちはシワがあまりできません。いつまでも張りのある肌を持っています。

14 呆けない

ごはんを食べて腸の健康を保っていれば、全身の細胞と共に脳細胞も若返り、体も心もストレスに対する抵抗力が高まって、やる気や幸福感やポジティブな心、集中力や学習能力、運動能力なども健全に働きます。

老化によって引き起こされる脳梗塞や認知症が起きにくい体を作るのは、実はごはんなのです。

15 体を温めるごはん食生活

雑穀ごはんを塩の効いたおかずや味噌汁と一緒に食べるだけで、冷え知らずのホカホカと爪の先まで温かい体になります。一食でもその効果を感じることができるほどです。

体温が低いと新しい細胞を生み出す新陳代謝が滞り、体の働きがスムーズに進まなくなって、免疫力や治癒力が落ちます。その結果、体調不良の曇った状態の体を抱えることになります。

ごはんの中でも雑穀は特に体を温める力が強く、一番温める力が強いのが東北日本に最後まで残ったヒエです。ガンジスの源流ヒマラヤの自給の村でもヒエが主食で、ヒエは体を温めるといっていました。

16 塗り替え続きの栄養学

栄養という概念が日本に伝えられたのは一八七一年（明治四年）。栄養学という学問が芽生えたのは一九一四年（大正三年）に栄養研究所ができてからなので、一〇〇年に満たない歴史しかありません。

その間に、その内容は新しい研究によって次々と塗り替えられています。牛乳のカルシウム神話も、鉄分は肉からという神話も崩れました。

1 穀菜食が健康な体を維持することが、あまたの研究から実証されている。
2 抽出した成分ではなく、生きた食材を料理して食べることが健康維持に一番効果があることも提唱されるようになった。

17 最先端の研究が示す日本食のすばらしさ

栄養学の本家アメリカでは食事とガンの研究が進み、一九七七年には、国のプロジェクトであるマクガバンレポートが、日本の元禄時代以前の食事が最も健康な食事と発表しました。

二〇〇三年、アメリカとカナダの栄養士会は合同で、専門家が質の高い二五六の論文から結論し、牛乳や卵も摂取しない完全な菜食においても栄養が摂取できること、また菜食者はがん、糖尿病、肥満、高血圧、心臓病といった主要な死因に関わるような生活習慣病のリスクが減り、認知症のリスクも減ると報告しています。

未熟で、勘違いだらけの古い栄養学情報を返上して、最新データが導き出した「ごはん」の力を取り入れてみましょう。

第6章

簡単、おいしいごはんクッキング

1 雑穀と海の塩を入れてごはんを炊く

【材料】

米　二と⅔合

雑穀　⅓合

自然塩　小さじ一弱

水　三合の目盛

＊もちアワ、もちキビは二・七合くらいの目盛

【作り方】

①白米と雑穀を大きめのボウルに入れ、たっぷりの水をそそいで、とがずに混ぜ洗いし、数回繰り返してから目の細かいザルにあげる。最初の水を吸うので、洗いはじめから良い水を使うのがポイント。

②①の白米と雑穀を炊飯器に入れ、水と塩を入れる。三合に対して小さじ一弱の塩加減が雑穀のおいしさを引き出すポイント。水加減の基本はもちアワ、もちキビの場合は、白米の量に合わせる。それ以外は、白米＋雑穀の量に合わせる。

③炊きあがったら、しゃもじで下から上に返すように大きくさっくり混ぜ、風を入れる。

2 ミレットペペロンチーノごはん

【材料】

米　二合
もちアワ　一合
ニンニク　三かけ
しょう油　大さじ四
ごま油　大さじ一
七味唐辛子　適量

【作り方】

①白米ともちアワは洗ってザルにあげ、炊飯器に入れる。
②二と½合の目盛りまで水を入れる。
③すりおろしたニンニク、しょう油、ごま油を入れて炊く。
④炊きあがったら、大きくさっくり混ぜ、風を入れる。
⑤器に盛り、好みで七味唐辛子をふる。

3　おにぎり／味噌焼おにぎり

おにぎり

【材料】

ごはん　一個に付　八〇〜一〇〇g

塩入り手水　水¼カップ

自然塩　小さじ⅓

【作り方】

① 両手に塩入り手水をうっすらつける。

② 粗熱がとれた炊きたてのごはんを、ぎゅっぎゅっとリズミカルに握る。

＊ほろりとしていて、しっかり結ばれている状態をイメージして握る

味噌焼おにぎり

【材料】

味噌適量（一個に三～四ｇがめやす）

【作り方】

①フライパンを弱火で温め、基本のおにぎりを、冷たい場合は片面五分ずつ、温かいおにぎりなら両面で五分くらい。こんがり焼く。

②焼いたおにぎりの片面に味噌を塗る。

4 揚げおにぎり／スープ仕立ての揚げおにぎり

揚げおにぎり

［材料］

おにぎり

菜種油

しょう油

【作り方】

① 基本のおにぎりを、一八〇℃の油で素揚げする。

② 揚げたてを、半量の水で割ったしょう油を入れ、ジュッとつけて皿に盛る。

スープ仕立ての揚げおにぎり

熱々のスープに揚げたてのおにぎり（しょう油をつける前のもの）を入れて崩しながら食べる。

スープA〈乾燥ひらたけのコンソメ風スープ（二〜三人分）〉

【材料】

揚げおにぎり　三個
乾燥ひらたけ　六g
水　三カップ
塩　小さじ一と1/5

【作り方】

①材料全部鍋に入れて沸騰したら中弱火で五分煮る。

スープB　〈マルセイユ風サフランスープ（二～三人分）〉

【材料】

乾燥ひらたけのコンソメ風スープ　二・五カップ
ニンニク　三g　みじん切り
タマネギ　一〇〇g　みじん切り
トマト　五〇g　粗みじん切り
サフラン　〇・五g（約一〇本、またはカレー粉）
白ワイン　五〇cc
オリーブ油　小さじ一（または菜種油）
塩　小さじ¼

【作り方】

① ニンニクとオリーブ油を鍋に入れて中火で温め、タマネギを入れてしんなりするまで炒め、白ワインを入れる。
② スープと残りの材料を入れて沸騰させ中火で五分煮る。

5　油しょう油クルミごはん

【材料】

ごはん　一六〇ｇ
しょう油小さじ　一と½
菜種油　小さじ一と½
クルミ　一〇ｇ

【作り方】

① お茶碗に盛ったごはんにしょう油をよく混ぜ合わせ、菜種油を加えさらに混ぜる。
② 煎って粗く切ったクルミをトッピングする。

6　お茶漬け

【材料】

ごはん　一六〇g
みじん切り野菜のしょう油漬け　大さじ二
焼き海苔　½枚
煎りゴマ　小さじ一
ワサビ　少々
熱湯　一六〇cc

【作り方】

① お茶碗に冷やごはんを盛り、しょう油漬けをかける。

②焼き海苔をちぎり入れ、煎りゴマをふってワサビを乗せる。
③熱湯をたっぷり注ぐ。

＊残り野菜を数種五ミリ角に切って容器に入れ、かぶるくらいのしょう油を注ぎ、ふたをして保存すると、おいしいしょう油漬けができます。他の漬物や昆布の佃煮、濃い味の煮物など合わせて乗せるとおいしいですよ。

7 もちキビたっぷりごはんでチャーハン

【材料】（二人分）

もちキビごはん　三六〇g
米　二カップ
もちキビ　一カップ
塩　小さじ一弱
二・五合の目盛りの水
シイタケ　二〇g
インゲン　二〇g
ショウガ　二g　みじん切り
塩　小さじ⅔

しょう油　小さじ二
菜種油　大さじ一＋大さじ一

【作り方】

① もちキビごはんを炊き、三六〇gを取り分ける。
② シイタケは五㎜角に切る。インゲンは五㎜の小口切りにする。
③ 中華鍋に油大さじ一を熱して、ショウガ、インゲン、シイタケ、の順に強火で炒める。
④ 油大さじ一を加えてごはんと塩を入れて炒め合わせ、仕上げにしょう油を鍋肌から回し入れる。

8　あんかけお粥

【材料】（三〜四人分）

〈雑穀入り粥〉

米＋雑穀　一カップ

自然塩　小さじ½〜⅔

水　八カップ

〈キノコあん〉

キノコ（シイタケ、シメジ、エノキダケなど）合わせて三〇〇g

長ネギ　二〇〇g

生姜　五g

植物油　大さじ二

水　三カップ
昆布　五㎝角
純米酒　大さじ二
自然塩　小さじ一
しょう油　大さじ三
くず粉　三〇g（水大さじ三で溶く）

【作り方】

①鍋に洗った米と雑穀、塩、分量の水を入れて、フタをする。火にかけて、沸騰したら弱火でコトコト三〇分煮込む。

②シイタケは五ミリ厚さに切り、シメジはほぐす。エノキダケはほぐして半分に切り、長ネギは斜め薄切りにする。生姜は千切りにする。

③鍋に油を熱して②の生姜と長ネギの半量を炒める。香りが出てきたら、分量の水、昆布、キノコ類、残りの長ネギを加え煮立てる。

④　③に、酒、塩、しょう油を入れフタをして中火で煮込む。
⑤　水で溶いたくず粉を④にまわし入れ、混ぜながらよく煮て、とろみをつける。
⑥　①の熱々のお粥を大きめの椀に盛り、⑤をたっぷりかける。

9　もちアワコーンでグラタン

【材料】（できあがりの量＝約四五〇g／四人分）

もちアワ（もちキビ）　½カップ
タマネギ　二〇〇g
ゆでたコーン（粒……缶のものでもOK）　一〇〇g
塩　小さじ⅔
昆布　五cm角
水　一カップ
菜種油　小さじ一

【作り方】

① もちアワは洗って目の細かいザルにあげ、水をきる。タマネギは八㎜角に切る。

② 鍋に油を熱して①のタマネギをさっと炒め、ゆでたコーンを加えて混ぜる。

③ ②に水と昆布を入れて煮立ったら、①のもちアワと塩を入れて、強火で混ぜながら煮る。全体がなじんで鍋底が見えるようになったら、フタをしてとろ火で二〇分炊く。

④ 炊きあがったら火からおろして一〇分蒸らし、木べらでさっくり混ぜ、粗熱が取れたらフタ付容器に入れ冷蔵庫に保存する。

⑤ グラタン皿やココットに盛り、焼き塩をふって二三〇℃のオーブンで八分焼く。

＊④までをそのまま食べてもおいしい。

10 もちアワコーンのコロッケ

【材料】（五個）

もちアワコーン（前項参照）　一〇〇g
小麦粉　¼カップ
水　四〇cc
パン粉　適量
植物油（揚げ油）　適量
イタリアンパセリ　適量

割味噌ソース

麦味噌　大さじ一＋水大さじ一

【作り方】

① もちアワコーンを一個二〇gに分けて丸く握る。

② 小麦粉を水で溶いて、①につけパン粉をまぶして一八〇℃に油でからりと揚げる。

③ 皿にコロッケを盛り、割味噌ソースをトッピングしてイタリアンパセリを飾る。

11 もちアワコーンのカルボナーラ

【材料】（二人分）

もちアワコーン　½量
菜種油　大さじ一
水　一カップ
塩　小さじ½
胡椒　少々
イタリアンパセリ　適量
スパゲッティ　一六〇g

【作り方】

① フライパンに菜種油を熱し、もちアワコーンを入れて、油が全体に回るように混ぜる。

② ①に水と塩と胡椒を加え、混ぜながら煮込んでとろりとゆるめ、ソースを作る。(好みで豆乳を加えると濃厚に)

③ ゆであがった熱々のスパゲッティに②のカルボナーラソースを⅔量くらい、からめて盛りつけ、残りのソースをかけて、イタリアンパセリを飾る。

*粗挽き黒粒こしょうをかけると、本来の炭焼き職人風という意味の本格カルボナーラになる。

12 残りごはんが一晩で甘酒に！

【材料】
ごはん　三〇〇g
熱湯　三〇〇cc
乾燥麹《こうじ》　一〇〇g

【作り方】

① 冷やごはんを炊飯器に入れ、熱湯をかけて混ぜる。

② ①に乾燥麹をほぐしながら炊飯ジャーに入れ、よく混ぜる。

③ ふきんをかけ、フタをせずに保温にセットする。

④ 一二～一五時間で甘酒になる。二四時間で濃厚な甘味料になる。

⑤ 好みの甘さになったら鍋に移してかき混ぜながら、全体が沸騰するまで熱して発酵を止める。ビンに入れて冷蔵か冷凍で保存可。

13 甘酒パンケーキ

【材料】（一二cmのパンケーキ：三枚分）

雑穀甘酒スイーツ　一五〇g
小麦粉　五〇g
水　五〇cc
自然塩　小さじ¼
菜種油　大さじ二

【作り方】

①小麦粉と塩をあわせて、ふるいにかける。

②雑穀甘酒スイーツと水を加えてさっくり混ぜる。

③フライパンに油を熱して、生地の1/3量を円形にのせる。

④色が変わってきたら、裏返して焼く。

＊小スプーンですくって油に落として素揚げすると、一口ドーナッツ。

エピローグ

ごはん食生活で
楽ちんお産、
楽ちん健康子育て

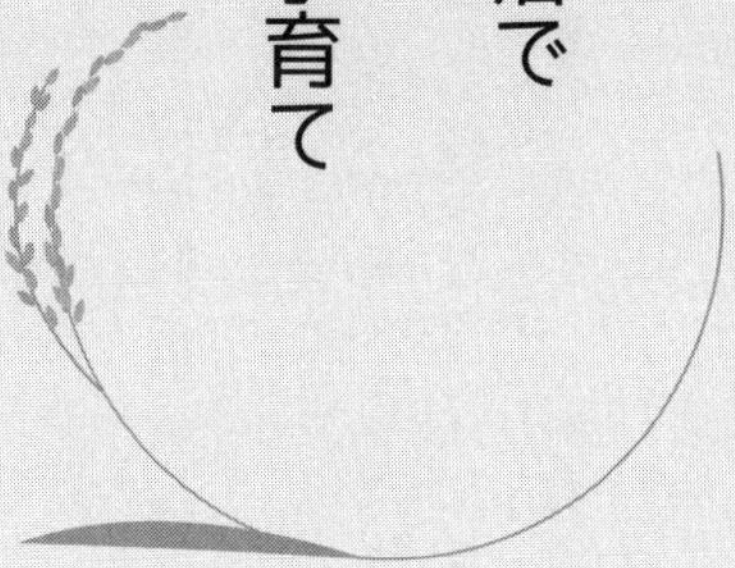

子どもが授かった!

最後に、みなさんに、わたしが体験した驚くほど簡単で楽しくってワクワクするような子育てについて、お話したいと思います。

実は、それを実現した秘密が、ごはん中心食への転換なのです。

わたしはずっと食いしん坊でおいしいもの大好きだったけれど、食べるっていうのは、単なる燃料補給とか、娯楽とか思っていて、全然食べものと体のことは考えたことがなかったんです。

それが、あるときひょんなことから「毎日食べているものでわたしたちの体ができているのだから、食べものって重要なんだ」ということを知って、「え?」っと、驚いて、「本当だったら大変だ。じゃあ思いっきり研究してみよう」と、右も左もわからない状態から一生懸命いろいろ調べてみたら、「え?」「え?」

「え？」と驚くような事実。

「な～んだ、全然、今までわたしが習ってきたのと違うじゃない」。

でも、それをやってみたら、「あれ？　なんか簡単。あれ？　食を変えると気分こんなに変わるの？　あれ？　わたしの便秘っていったい…あ～すっきり」とか「あ～なんだか、あれ～暖かい」とか、それまでなんとなく若いから元気そうだったけど、なにか不調だった体が、どんどん治ってきたんですね。

「これってすごいかも。もうちょっと知りたい。毎日の食べものでこんなに気分が変わったり、からだの調子が変わったり。この秘密を知らないと損。でも今まで教わったことって何だったんだろう」そんな思いでいるところに、そんな気分で心がウキウキしているところに、なんと子どもが授かりました。

それまで、「こんな厳しい世の中で子どもなんか産んでもしょうがないじゃない。とても子どもなんか産めないわ」みたいな感じでいたんだけど、でも心がどんどん変わって、「子どもって授かるんだな」そんな気になった途端に「あらっ？　子ども授かったわ」という感じで、子どもが産まれてきました。

気持ちいいお産

「なんで誕生というワクワクするようなことを、病院でするのかな」という疑問は持っていたので病院で産まない方法を探していたら、そういう方法もあるってことを教えてくれた人がいて、「じゃあ、わたし、こんなに体も元気になったし、心もウキウキだから、この体を信頼して、家で産んでみよう」ということで、助産婦さんに相談したりして自宅出産、自然出産というものにチャレンジしてみました。

そうしたら、その食の甲斐あってか、ほんとうにびっくりするような楽々お産で赤ちゃんが出てきました。

産まれるその日まで元気に働いていて、赤ちゃんが勝手にクルクルクルクルって出て来るような、「あ～気持ちいい」っていうようなお産でした。「これだったら何人でも産みたい」と思って、続々と産んでしまいました。

　そして、驚いたのは、産まれた子がもう本当におとなしいんです。で、すっごい元気なの。体は「あれ？」というスピードでどんどん回復。三日目にはもう普通、バンバン動ける。次の日にはもうお掃除してた。体も、体調も、ひゅっと戻って、そして、おっぱいが、ちょうどいいだけ出る。

手のかからない子育て

　ただ、ただおっぱいをやって、そしてなんと夜もぐっすり寝るんですね。で、用があるときしか泣かないんですよ。用があるときしか泣かないような、そんな赤ちゃんが出てきて、他の人に聞くと「夜中泣いて泣いて大変」とか、「大騒ぎ」とか、「夜中に起こしてミルクやらなきゃ」とかというのを、なんと夜一〇時頃寝たら朝六時頃までぐっすり寝てくれるので、わたしもすっきり。

そしてちょうど赤ちゃんが泣くと、おっぱいが出る、吸いたいだけ出る。で、体も楽々。おいしそうに飲むし。で、とっても元気なんですね。だから、子どもの健康上のことで心配したってことは今まで一度もないのです。

「あ〜子どもって育っていくんだ」というような日々でした。その秘密が食だった。食べものが変わると、わたしの体がどんどん整って、温かくって、そしていつでも流れるような、血液循環もいい、ぽっかぽか、そしてお腹に入った食べものはどんどん栄養になりながら、いらないものを連れて出ていってくれる。

赤ちゃんは、生まれてからもすくすくと。ほとんどおっぱいがほしいときとおむつが濡れたときしか泣かないので、子どもができてもわたしは子育てで邪魔されたという感じがないまま、のびのび大家族ライフを楽しんできました。

★痩せ型だったのが、女性らしい健康的な体型に！
（東京都　三二歳　坂本智佳子さん）

小さい頃から冷え性がひどく、毎年秋からしもやけができ、寒い日は唇が真っ青になるほどでした。身長一五六cmで体重は三八kgほど。痩せすぎで女性らしくない体つきなのがコンプレックスでした。あるとき冷え性を改善しようと思って菜食をはじめたら、さらに痩せて周囲の人からも「大丈夫？」と心配されるくらいになってしまいました。

それが、雑穀ごはん中心の穀物が六割以上の食事にしたら、ふっくらと体重が戻ってきたのです！　しかもなぜか、ついてほしい部分にお肉がついて（笑）、女性らしい健康的な体型になりました。血色も良くなって「顔色が良くなった」といわれます。

きっと、以前は必要な栄養を吸収できていなかったのだと思います。そういえば、雑穀ごはんを食べはじめたら、三日目に、超便秘症だった私が何年かぶりにお腹を下したんです。これはきっと腸が動き出した証拠だと思います。今は毎日快腸です！

★食を切り替えて三週間で、肌が変わった！（千葉県　四二歳　手島淳美さん）

ごはん中心食生活に変えて約三週間経った頃、手の甲や顔の肌の違いに気づきました。潤いがあって張りがあり、キメが整っていて、細胞がイキイキしているみたい！　友人からも「肌がキレイになったね」といわれるようになりました。たまに食が乱れると、お肌がガサガサしてくるのがすぐにわかります。細胞がイキイキ元気になったからか、体温が高くなったように感じ、体の中から元気、エネルギーが溢れてきてパワーアップしたように感じています。

★食べたいだけ食べて、一カ月で一〇kg、一年で二〇kg痩せた！

（東京都　三四歳　池田義彦さん）

思う存分食べて、一カ月で一〇kg痩せました！　自称「大食いダイエット」と呼んでいます（笑）。以前は身長一七三cm、体重七八kg。スタミナをつけるために肉を食べなきゃ、と思っていて、焼き肉や牛丼などこってり料理が大好きで暴飲暴食していました。それが、ごはん中心の食生活に切り替えて雑穀を毎日食べ続けるようになったら、大変身！

食べる量はむしろ増えたのですが、どんどん体重は減っていき、一年後には二〇kgも痩せていました。スポーツをしていたので筋肉質で、見た目は太っているという感じはなかったのですが、内臓脂肪や老廃物がたっぷり溜まっていたんですね。それがすっきり出ていったのだと思います。

また、体重だけでなく嬉しい変化が次々と起こりました。体が軽くなり、朝スッキリ起きられるようになりました。何より、持久力が飛躍的について疲れにくくなったのが一番嬉しいことです！

★風邪をひきにくくなり、娘の鼻炎も改善！
（福島県　三六歳　高橋道子さん）

以前は娘の風邪をよくもらってしまい、一カ月に一回くらいは風邪をひいていました。しかも治りかけの頃に副鼻腔炎や中耳炎になってしまうことも多かったです。

雑穀を食べるようになってごはん中心の食生活に切り替えてからは、風邪をひきにくくなりました。たまにひいても、こじらせることがなく、医者にも行かず薬も飲まずに、自然なお手当で治すことができるようになりました。

娘は鼻炎アレルギーがひどく、夜いびきをかいていたのですが、寝息が静かになりました。そして、抗アレルギー剤の服用を止めることができました！

★体脂肪率が二〇％から七％に！
（山梨県　三五歳　羽田耕太郎さん）

子どもの体調改善のために菜食をはじめ、子どもも自分も体調が良くなりましたが、どこか食事に物足りなさを感じていました。

それが、あるとき雑穀料理と出会ってあまりの美味しさに衝撃を受け、実は今まで未練があった動物性の食事よりも「これをもっと食べたい！」という感覚になりました。そして、家族ぐるみでごはん中心の食事に切り替えたのです。

その結果驚きの様々な変化がありました。

- 約一年間で一八kgやせ、体脂肪率が当初二〇％超だったのが現在七％に
- 体臭がほぼなくなり、夏一日中履いた靴下が無臭
- 真っ黒だった目の下の隈がなくなった
- 日光に当たると発疹が出る光アレルギーが解消

●三〇年続いた喘息が治った
●一〇年発症していた花粉症がかなり改善された
●低かった基礎体温が三六・八℃になった
●四〇℃を超える高熱が出せるデトックス体質になった
●何を食べれば良いのか迷わなくなり、自分の感覚を信用できるようになった
●とにかくメシが美味い！　自分で作る頻度もアップ

そして、「自分のやりたいことをやろう！」という気持ちが芽生え、職を変え、今は整体師としてカラダとココロの根本改善のための活動をしています。

★年に一～二回しか生理のこなかった私が妊娠、そして自宅出産！
（滋賀県　三四歳　大森かおりさん）

私は小さいころから成長が遅く、なんと初潮が来たのは大学生になってから。それからも年一～二回という超がつくほどの生理不順でした。奇跡的に妊娠した長男の子育て中につぶつぶ料理を知り、「おいしい！」と夢中になって実践しました。

最初はデトックスで大量に吐いたり下痢をした時期もありました。が、徐々にデトックスはおさまり、そして驚いたことに、つぶつぶ食生活をはじめて三年後には、生まれて初めて生理が順調に来るようになり、冷え性も改善。肌がきれいになり、髪質が少しずつ変わってクセ毛が治り、抜け毛が減り……どんどん体が生まれ変わっているのがわかりました。

そして、第二子は自宅のリビングで出産！　六時間で、元気な男の子が産まれました。助産師さんに「自然治癒力の高い体」だと誉めていただきました。

以前の私では考えられません！　子育ても本当に手がかからず、力強くおっぱいを飲んだら後はぐっすり。赤ちゃんの便秘もなく、泣き叫ぶこともなく精神的にも安定しています。子どもの成長からも、ごはん食の力を実感している毎日です。

★自分で体も洗えないほどのリウマチが完治！

（東京都　三八歳　東代陽子さん）

私が発病したのは二〇〇五年、二人の子どもが幼稚園に通っているときでした。足の指の違和感からはじまり、朝のこわばりが出てきて、特に手の指がしびれたようにうまく動かず、足首が腫れて痛みました。その後二〇〇六年にリウマチと診断されてからは、鎮痛剤とステロイド剤、抗リウマチ剤を服用、高額の点滴も受けはじめました。けれども劇的に良くなっていくわけではなく、抜け毛や高熱、吐き気などの症状が出てくるようになりました。

薬と病院をやめて自然療法に切り替えることにしましたが、この頃の症状は最悪。ふくらはぎの腫れは激痛でまともに歩けません。全身の関節がこわばり、骨がきしみ、痛み、身動きがままならなくなりました。お風呂にも入れず、体を洗うのも、下着を着けるのさえも家族にしてもらっていました。熱は常に三八度くらいありました。

リウマチで胃腸の吸収が弱くなってきたころ、雑穀ごはん中心の食生活に切り替えました。スープや味噌汁にも雑穀を入れたりと、本格的に雑穀を取り入れるようにしました。

気づいたらリウマチが治っていました。まだ関節の動きの制限や多少の腫れはありますが、数値は落ちつき、痛むところはありません。子どもといっしょに走って遊べるのが嬉しくてたまりません！　しかも、第二子出産後ずっと不妊だったのに、妊娠しました。

★精神的に落ち込んで寝込む程だったのが、「もちアワ」で前向きに!
（埼玉県　四九歳　岩崎信子さん）

一〇年前、人間関係が原因で精神的に落ち込み、寝込む程になってしまいました。通院していたなら病名がついていたと思います。

運良くつぶつぶの本に出会って〝もちアワ〟を食べ、その美味しさに感激しました。食べた翌朝は、くるっと起き上がれて気分も爽快！「私には、これだ！」と直感し、おいしく食べているうちに、気持ちも前向きになり立ち直りました。

そのときに、食べ物の大切さ、心とからだにはバランスがあるんだということを体感したのです。

心身のバランスが崩れたときに、「これを食べれば大丈夫！」という、ごはんへの信頼があることが、どんなに大切なことかたくさんの人に知ってもらいたいです。

今は、土に触れて暮らしながら広く雑穀も育てています。主人が、「畑はじめたら、お前元気になったなぁー」といってくれました。雑穀畑は、そこに立つだけで大地からのエネルギーを感じられます。人前で話をしたり、ここは踏ん張りどころというときには、〝アワ〟を食べたり、海の精の塩を舐めたりと、食べ物で体と心の調整をできるようになりました。

★手足がしびれる程の冷え性が改善！

（滋賀県　三五歳　山田博子さん）

以前は、手足がしびれる程の冷え性でした。菜食をしたり酵素を飲んだりしていましたがあまり改善せず、「冷え性は体質だから」とあきらめていました。つぶつぶをはじめて少しずつ改善し、一年半たった今は、冬でも元気いっぱい動ける体になりました。心も前向きで、明るく、何でもチャレンジしていこうと思う今日この頃です。

★長男の重度のアトピーを克服！ （新潟県　四〇歳　大島五月さん）

長男が生後四カ月頃から顔の湿疹がひどくなり、重度のアトピーと判明しました。私は妊娠する前から玄米菜食を実践していて、嫁いだ先も有機農家。「食には気を付けていたのに、どうして私の子が？」と理解できず、現実を受け入れられませんでした。

そんなとき、「つぶつぶ」のことを知りました。塩と油をしっかりと使うことに驚き、深い満足感を味わうことで、今まで良かれと思ってしてきた「食」が、実はアンバランスになっていたこと、満足感がなかったことに、ハッと気づきました。そして、つぶつぶ料理を食べていくうちに、家族みんなが「美味しい」と感じる料理が作れる味覚に、だんだんと戻ってきました。

気が付くと、子どものアトピーはどんどん良くなって、元気いっぱいのわんぱく坊主がそこにいました。それだけでなく、私自身、自信を失いかけていた食に対する考え方がしっかりしてきて、心が安定し、全くクヨクヨしなくなりました。

今では畑で雑穀を栽培し、地元の仲間と、自給自足を楽しむ生活や環境に調和した暮らしを発信する活動をしています。これからも雑穀を作り、料理し、子どもたちと仲間と暮らしながら、キラキラ生きていきたいと思っています。

伝えたい！

知らせなきゃという気持ちがつのって、一九九五年から「未来食サバイバルセミナー」を通じて、命のしくみに合った食生活で、自分の体が元気になるだけではなくて、産まれる生命があふれるエネルギーで生まれてくること、そして、お互い手がかからなくて、お互い幸せ。もう本当に夢のような子育てができることなど、伝え続けています。

サバイバルの意味は生存です。「最高の生存を支えるために最高においしい食生活を楽しみましょう。」と呼びかけ、健康をもたらすだけでなく、簡単でおいしい穀物手料理術、「つぶつぶクッキング」とともに、食と健康のほんとうの関係を伝えています。

ごはん食生活の実践をサポートする
つぶつぶの活動　tsubutsubu.jp

❊ CD　光の食つぶつぶ

1,300円（光の食つぶつぶ、つぶつぶのうた、二曲収録）

❊ つぶつぶネットショップ　TEL: 089-908-8842

http://www.tsubutsubu-shop.jp

心のこもった穀物いろいろの通信販売

❊ 光の食つぶつぶレッスン

ネットで学ぶ、つぶつぶクッキングレッスン（2013年秋開講予定）

サバイバルセミナー Scene1（全国各地で開催）

＊心にストーンと落ちる食といのちの真実

＊体と心を浄化するおいしいつぶつぶ手料理術

＊最高の生存を実現するシンプル食生活術

❊ グルメごはんライフの体感ショールーム

つぶつぶカフェ　東京早稲田　TEL: 03-3203-2093

http://tsubutsubu.jp/cafe/cafe_waseda.html

ボナ！ つぶつぶ 東京神楽坂　TEL: 03-6457-5045

http://www.b-tubutubu.com

おわりに

三〇年前のことです。

東京のある自然食レストランで、初めて玄米のごはんを食べました。「おいしい！　これって味つけごはんかなあ？　でも、もっと懐かしい味がする、なんか体じゅうがよろこんでいるみたい……」

生まれて初めての味！　体の芯から元気が湧いてくるようなおいしさに、私は、心の底から衝撃を受けました。

世界中を食べ歩いてグルメを自認していた私にとって、自分が知らない食べ物がこんなに身近にあったなんて、正直なところ、大ショック。と同時に、悔しくもありました。

自然食レストランの店員はこういったのです。

「これが本当のごはんですよ」

私がほんとうの食に目覚める大きなきっかけになる事件でした。

驚いて自然食関係の本を読み進めると、「人間は年に一俵（六〇キログラム）の玄米と自然の塩があれば健やかに生きていける」というさらに衝撃的な事実に出会いました。

「えーっ、これまで栄養学で教わったことって何だったの」と頭の中は？マークでいっぱい。

貧しく栄養がないと切り捨ててきた小さい頃の、ごはんに味噌汁と漬物とおひたしの乗ったちゃぶ台が目に浮かんで、「あれで良かったってこと！」

一方で「これが本当なら、お金に縛られずに自由に好きなことをして暮らすのも夢じゃないかも」「無理とあきらめていた自給自足も簡単にできる」と新しい勇気がむくむくと湧いてきたのを今でもはっきり覚えています。

高度成長の波に乗って急激に西洋化、近代化していく暮らしへのあこがれの反面、心の奥底では、これは何か変だと感じ続けていました。

早速、自然食品の店に行きました。そこには、玄米だけでなく、それまで、見たことも聞いたこともなかった雑穀が売られていました。

初めて見る雑穀たち――料理法はもちろん、その味も風味もわかりません。雑穀というのは、お米を食べられない貧しい田舎の人たちが、がまんして食べた「ぼそぼそかたくてまずい昔の食べ物」というイメージだけが頭の片隅に入力されていました。

恐る恐る、雑穀を食べはじめてみると、そのおいしさにぐんぐんとのめりこんでいきました。食べれば食べるほど、野性の生命力に満ちた味わいに引きつけられていったのです。

そして、ごはんの仲間がこんなにたくさんあるなら、ごはんが主食の食卓は何倍も楽しくなりそうと、期待も大きくふくらみました。

「とにかく、やってみよう」と、ごはんが主食の食事に切り替えました。同時に、日本の食生活全集を北から南まで次々と読み比べる日々がはじまりました。

そして、「日本人のいのちを支えてきたのは五穀のごはんだった」という、さらに驚くべき事実に直面したのです。

なんと、ほんの数十年前まで、多くの山間の集落では、これらの雑穀が食生活において、重要かつ大きな位置を占めていたことを知って、本当にびっくりしました。

昭和四〇年代後半でも、多くの山間の集落では多様な雑穀を作っていました。そして、そこで暮らす人々は、雑穀が主食の自給生活をして、医者いらずの健康な生活を営んでいました。雑穀は、数千年間、自然と共生して生きてきた日本の食と暮らしの柱、庶民のいのちを養ってきたのです。

私が二〇歳の頃まで日本各地で雑穀が主食の生活が続いていたことを初めて知って、戦後私たちが教育されてきた内容や知らされた情報が、どんなに偏ったモノだったかを思い知らされました。

同時に大きな疑問がわいてきました。

「どうしてこんなにおいしくて、生命力に満ちた食べ物が食卓から消えてしまったのだろう」

おいしさを知れば知るほど、不思議でしかたがありませんでしたが、雑穀が消えた歴史をたどれば、子どもの頃からおかしいと思い続けてきたことのすべての謎が解けるかも知れないと思ったとたんに、目の前がぱーっと明るくなりました。

そして、毎日毎日ごはんが主食の食生活とともに、健康を謳歌している中で、ごはん食そのもののパワーと白米のすばらしさに気がついていきました。麦や蕎麦や雑穀、味噌や漬物と組み合わせて食べる白米は素晴らしいごはんだったのです。

赤ちゃんや小さな子ども達は、実はごはんが大好きなのです。ごはんさえ食べていればニコニコご機嫌です。

この本が、ごはんを敬い感謝してたっぷり食べるのびやかな食と心を、日本の食卓に取りもどす力になれたらうれしいなと思っています。

つぶつぶグランマ　ゆみこ

ごはんの力

著　者　つぶつぶグランマ ゆみこ
発行者　真船美保子
発行所　KK ロングセラーズ
東京都新宿区高田馬場 2-1-2　〒 169-0075
電話（03）3204-5161(代)　振替 00120-7-145737
http://www.kklong.co.jp

印　刷　太陽印刷工業(株)　製　本　(株)難波製本
落丁・乱丁はお取り替えいたします。※定価と発行日はカバーに表示してあります。
ISBN978-4-8454-2282-1　C0070　Printed In Japan 2013